M 0193

Kim Fraser: Chakra-Schutz

Kim Fraser

Chakra-Schutz

Mit einfachen Übungen die eigenen Kraftzentren stärken und entfalten

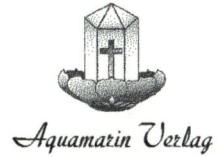

Aquamarin Verlag

1. Auflage 2008
© der deutschen Ausgabe:
Aquamarin Verlag GmbH
Voglherd 1 • D-85567 Grafing

Originaltitel: IGNITE YOUR SPIRIT
© Findhorn Press, Forres IV36 3TE, Schottland

Deutsche Übersetzung: Dr. Edith Zorn

Umschlaggestaltung: Annette Wagner
Satz: Sebastian Carl
Druck: Bercker • Kevelaer

ISBN 978-3-89427-460-3

INHALT

TEIL II

DANKSAGUNG

Die Dankbarkeit, die ich für jene Menschen empfinde, die mich gelehrt und meine spirituelle Entwicklung gefördert haben, lässt sich nicht in Worte fassen. Durch das Beispiel meiner Eltern, Marie und Reg, lernte ich vieles über die Güte und was es bedeutet, glücklich zu sein.

Durch das Programm *Frei, ich selbst zu sein*, von Barbara und Terry Tebo, erfuhr ich, dass man seine eigene Wirklichkeit gestaltet. Nachdem ich mich von meiner Niedergeschlagenheit, die diese Weisheit in mir auslöste, erholt hatte, erkannte ich, dass man anstatt Chaos etwas Besseres auf die Beine zu stellen vermag. Die beiden halfen mir dabei.

Mein Freund, der Schamane Raym, lehrte mich, die höheren Ebenen bewusst zu erleben. Mein Leben veränderte sich. In *Heilige Alchemie* macht sich Rayms Einfluss besonders stark bemerkbar.

Von meiner geistigen Schwester Qala erfuhr ich alles über Hellsichtigkeit und Telepathie. Sie lehrte mich, der unsichtbaren Welt zu vertrauen. Sie und Raym gaben mir weise Ratschläge, meinen Blick für die inneren Welten zu schärfen.

Meister Choa Kok Sui, mein geistiger Lehrer während sieben fruchtbarer Jahre, lehrte mich die *Pranaheilung* und bildete damit die Grundlage für die Entwicklung meiner eigenen Heilmethode. Seine Güte, Großzügigkeit, Klarheit, geistige Entwicklung und Liebe für seine Schüler wirken Ehrfurcht einflößend und inspirierend. Er ist eine wahrhaft große Seele, deren Hingabe und Geradlinigkeit, mit der sie ihre Mission erfüllt, kreative Impulse setzt. Mögen wir für immer Freunde bleiben.

Sai Baba lebt in meinem und ich in seinem Herzen. Seine liebevolle, wundersame Führung ist mir stets gegenwärtig.

Mein Partner, Hugh Keller, nimmt an meinem und ich an seinem Werdegang regen Anteil. Seine Unterstützung und Liebe, sein hilfreicher Rat und Humor, seine Intelligenz, Ermutigung und Geduld sind eine Gottesgabe.

Nichts vermag die Liebe und Ehrlichkeit meiner Kinder zu erschüttern. Sie sind ein großer Segen und zwei meiner besten Lehrer und Spielkameraden.

Ich danke für die unschätzbare Hilfe jedes einzelnen von *The Harmony Centre*. Mein besonderer Dank gilt meiner rechten Hand Sioux sowie Sava für ihre inspirierende Kunst, ihre Klugheit und ihre Zeichnungen sowie der großen Künstlerin und Schamanin Melanie. Rosi senkt Liebe in die Suppe (und in uns), Gary hält uns aufrecht, Geoff komponiert die Musik, Amalie unterhält uns, Terry erdet uns, Dianne verbreitet das Wort und liebt Bäume, Jules bereitet die Getränke, Gladys ist sanft, Chris spricht mit Kristallen, während Ralph ein Gnostiker ist, Supapon jeden Garten gedeihen lässt (sie spricht mit den Devas), Jan für Nahrung sorgt und Robert uns verwöhnt. Es kommen Leute, jeder heilt, jeder wächst und verschenkt eine Menge liebevollen Seelenbeistand. Ihr seid wunderbar. Danke!

Mein Dank gilt allen großen Lehrern, deren Wirken mich beeinflusst hat und denen ich nicht begegnet bin. Dazu gehören der Dalai Lama, Ram Dass, Dr. Caroline Myss, Louise L. Hay, Sanaya Roman, Neal Donald Walsch und Alice Bailey.

Möge der Leser seinen eigenen würdevollen Weg inneren Friedens finden, den große Lehrer begleiten.

Namaste (Ich ehre das Göttliche in dir.)

EINFÜHRUNG

Sprühst du vor Energie und Begeisterung? Wachst du am Morgen auf und denkst: *Wie wunderbar ist doch das Leben*? Prickelt dein Liebesleben? Genießt du dein Dasein und erfreust dich überschäumender Energie und guter Gesundheit? Begeistern dich deine Arbeit und deine Hobbies? Schläfst du gut? Kommt dein Geist des Nachts zur Ruhe und lässt dich inneren Frieden und Harmonie finden? Mangelt es dir weder an Geld noch an Möglichkeiten?

Kannst du alle oder die meisten dieser Fragen bejahen, hast du deinen Geist entfacht, falls nicht, wird er wahrscheinlich noch umhüllt sein.

Es gibt nichts Schmerzlicheres, als in Disharmonie mit seinem wahren (höheren) Selbst zu leben. Je länger dieser Zustand anhält, desto schlimmer wird es. Gefühle der Leere, Trennung, Entfremdung, Unzufriedenheit, Einsamkeit und Niedergeschlagenheit stellen sich ein. Man steht sich selbst im Wege, die mitmenschlichen Beziehungen verkümmern. Erschöpfung und ein frühzeitiger Tod sind oft die Folgen.

Das höhere Selbst gleicht einer unsichtbaren, allzeit gegenwärtigen Frequenz, die von uns kaum oder gar nicht bemerkt wird. Unser Körper kennt diese Frequenz und reagiert auf sie, während unser Verstand diesen Zusammenhang häufig übersicht. Sie ist sozusagen außer Sicht, außer Reichweite. Ein bedauerlicher Zustand, denn unser höheres Selbst liebt uns bedingungslos, will nur unser Bestes und vermag uns in der richtigen Weise zu führen.

Entfachst du deinen Geist, wirst du dir deines höheren Selbst, das deinen persönlichen Pfad geistiger Entwicklung im Entwurf trägt, bewusst werden und dich mit ihm verbinden. Ungeachtet dessen, was dir geschieht, kannst du einen Weg finden, der dein Herz singen und dein Lächeln erstrahlen lässt. Deine gegenwärtige Sichtweise und deine augenblicklichen Umstände mögen dies unmöglich erscheinen lassen, aber du wirst überrascht sein, in welcher Weise du deine Lage zu ändern vermagst.

Die Antenne, über die wir die Stimme unseres höheren Selbst klar und deutlich zu hören vermögen, ist der sogenannte Ätherkörper, die Energiehülle. In früheren Tagen wussten nur die höheren Eingeweihten der Mysterienschulen darum.

Der Ätherkörper steht mit den Chakras und Meridianen sowie der Körper-Aura in Beziehung. Bei den Chakras handelt es sich um Energie- und Informationswirbel, die Körper, Geist und Seele energetisch versorgen, und bei den Meridianen um Energiebahnen, die die Chakras miteinander verbinden. Unter Aura versteht man die Energieblase, in der diese Vorgänge ablaufen.

Der Ätherkörper kann ebenso wie das höhere Selbst von dem physischen Auge nicht wahrgenommen werden und besteht offensichtlich nicht aus stofflicher Materie. Dennoch gibt es ihn. Bei den meisten Menschen zeigt er sich oft recht unordentlich. Will man einen Vergleich mit dem Computer anstellen, könnte man ihn als die Hardware bezeichnen, im Gegensatz zu dem höheren Selbst, der Software, der Elektrizität, durch die beide zusammen funktionieren.

Um das höhere Selbst wirkungsvoll einsetzen zu können, muss sich der Äther- oder Energiekörper in einem angemessenen Zustand befinden. Es verhält sich wie bei einem Computer. Ist die Hardware (Ätherkörper) klein und fehlerhaft, vermag sie keine größeren Programme (höheres Selbst) zu fassen. Mit anderen Worten, befindet sich unsere ätherische Hardware in einem dürftigen, verwahrlosten Zustand, werden wir wahrscheinlich Krankheiten, Schwierigkeiten und Blockaden gegenüberstehen und weniger erfolgreich im Leben sein, als wenn wir unseren Ätherkörper auf Hochtouren bringen.

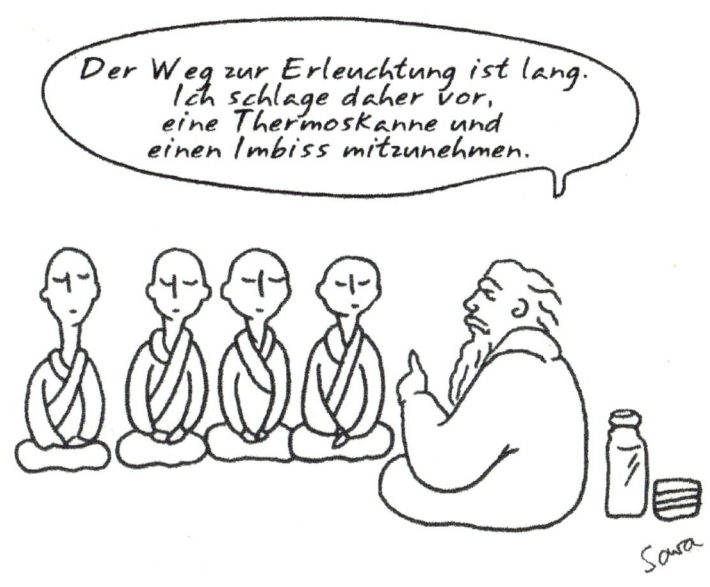

Geistige Entwicklung bedeutet, sich nach innen zu wenden, nicht nach außen

Geistige Entwicklung bedeutet nicht, in einer Höhle zu sitzen und rund um die Uhr zu meditieren, sondern ein dynamisches, zufriedenstellendes Leben zu führen und über das nötige Handwerkszeug zu verfügen, um auftauchende Schwierigkeiten zu meistern. Es bedeutet, ein besseres Leben zu führen und fröhlicher zu sein. Es bedeutet Gesundheit und persönliche Befähigung. Sobald sich dieser Zustand einstellt, neigt man dazu, seinen Mitmenschen helfen zu wollen. Der Selbstheilungsprozess setzt sich fort und verwandelt uns in Lichtwesen der Liebe. Es wird immer Hindernisse geben, aber wir besitzen sehr viel mehr Möglichkeiten, sie aus dem Wege zu räumen.

Wenn wir unseren Geist entfachen, beseitigen wir die Begrenzungen und Hindernisse, die das niedere von dem höheren Selbst trennen. Wir werden uns der übersinnlichen Welt bewusst. Diese innere Welt ist ebenso wirklich wie die äußere und genauso offensichtlich, wenn wir ihre Gesetzmäßigkeit kennen und wissen, wonach wir Ausschau halten müssen. Die inneren Vorgänge zu begreifen, erleichtert es uns, die scheinbar wahllosen Ereignisse in unserem irdischen Dasein zu verstehen und die Zusammenhänge zu erfassen. Das Leben gestaltet sich dann sinnvoller, und wir sind eher in der Lage, Veränderungen vorzunehmen und müheloser und würdevoller zu leben.

Während die Lektüre dieses Buches zum Verständnis beitragen soll, seinen Geist zu entfachen, wäre es ratsam, gleichzeitig daran zu arbeiten. Die Erfahrung wirkt als weitaus stärkerer Katalysator für Veränderungen als bloße Konzepte. Verstehen ist gut, aber Erfahrung führt zu Weisheit.

Ich bekräftige, ich visualisiere, aber nichts geschieht

Inzwischen wird es den meisten Leuten vertraut sein, mit Hilfe von Affirmationen die gewünschten Veränderungen herbeizuführen. Affirmationen und Visualisationen können wunderbare Hilfsmittel sein, um sich zu wandeln. Es gibt allerdings auch Zeiten, in denen sie überhaupt nichts nützen. Besonders frustrierend ist die Tatsache, dass sie in gewissen Bereichen anwendbar sind, in anderen hingegen nicht, was von der Klarheit, Größe und Leistungsfähigkeit der jeweiligen Chakras abhängt. Sind sie verstopft und träge und arbeiten nur aufgrund von Affirmationen, ist es, als bewege man sich auf Treibsand. Es gibt keinerlei Fortschritt, die Dinge werden nur noch schlimmer.

Jeder Bereich unseres Lebens wird von dem beeinflusst, was sich in unseren Chakras angesammelt hat. Sie enthalten einen großen Teil unseres „unbewussten Selbst". Befindet sich das Chakra, das mit jenem Bereich in Zusammenhang steht, den wir verändern möchten, in einem gesunden Zustand, wird sich die Veränderung relativ mühelos einstellen. Bedarf der angesprochene Bereich einer Information aus einem ungesunden Chakra, wird eine Veränderung nicht eher möglich sein, als bis das ursprüngliche Problem behoben, das heißt, das verstopfte Chakra entrümpelt wurde. Je klarer wir werden, desto leichter und rascher lassen sich Veränderungen in unserem Leben herbeiführen. Es geschehen Wunder, und überall stoßen wir auf glückliche Zufälle.

Sally, eine erfolgreiche Rechtsanwältin, besaß die wunderbare Fähigkeit, gut zu verdienen und Spaß zu haben. Ihr Wurzel-Chakra, der Sitz für Sicherheit und Geldverdienen, befand sich in einem ausgezeichneten Zustand. Ihre Affirmationen im Hinblick auf finanzielle Einkünfte wirkten sich äußerst positiv aus, ganz im Gegensatz zu den Affirmationen im Beziehungsbereich.

Trotz ihrer Anmut und Lebhaftigkeit gelang es ihr nicht, eine Beziehung aufrechtzuerhalten. Die Liebe blieb aus, da ihr Herz-Chakra fast gänzlich verschlossen war. Sobald sie gelernt hatte, dieses Energiezentrum zu öffnen und ihren Geist zu entfachen, entpuppten sich ihre Beziehungs-Affirmationen als sehr wirkungsvoll.

Wo stehst du?

Ehe wir fortfahren, wollen wir zunächst einmal unser Leben näher betrachten und uns auf diejenigen Gebiete konzentrieren, an denen wir arbeiten müssen, um unseren Geist wirklich aufflammen zu lassen.

Bereich	Hervorragend	Gut	Mittelmäßig	Armselig	Miserabel
Gefühl persönlicher Sicherheit			X		
Verhältnis zu den Eltern				X	
Finanzen, Fülle im Allgemeinen					X
Mitgliedschaft in Gruppen oder Vereinen		X			
Allgemeine Gesundheit und Vitalität			X		
Kreative Ausdruckskraft		X			
Liebesleben					X
Beziehung zu Kindern		X			
Persönliche Macht			X		
Selbstachtung			X		
Beziehungen				X	
Körperbild			X		
Körpergewicht				X	
Liebe				X	
Beziehungen			X		
Persönliche Freiheit			X		
Verspieltheit			X		
Stressbewältigung		X			
Karriere				X	
Geisteszustand		X			
Geistige Klarheit			X		
Spirituelles Leben			X		
Abenteuerlust				X	
Verantwortungs- bewusstsein		X			
In der Gegenwart leben, nicht in der Vergangenheit			X		
In der Gegenwart leben, nicht in der Zukunft			X		

Achte während der Lektüre dieses Buches auf die von dir gekennzeichneten Probleme. Sie werden dir über jene Bereiche deines Ätherkörpers Aufschluss geben, die wahrscheinlich Hilfe benötigen. Sobald der Geist entfacht ist, strömt die Energie durch alle Lebensbereiche und klärt scheinbar unmögliche Situationen und Umstände.

Dein Leben gefällt dir nicht?
Dann gestalte das Leben, das du dir wünschst.

Die Ätherhülle umgibt und durchdringt den physischen Körper und bildet ein Reservoir an Lebenskraft, das uns mit Energie versorgt. Diese subtile Energie wird auch *Prana* oder *Chi* genannt.

Die Aufgabe der Chakras besteht darin, aufgrund ihrer rotierenden Bewegung, Energie in den Körper zu wirbeln und aus ihm herauszuziehen. Sind diese Zentren verstopft, bilden sie eine Blockade. Die saubere Energie kann nicht mehr in den Körper gelangen und die schmutzige nicht mehr aus ihm entweichen. In dieser Hinsicht gleichen die Chakras den Lungen. Sie versorgen uns mit etwas, das wir benötigen, und säubern uns von Verbrauchtem oder Schmutzigem.

Werden die Chakras gepflegt, so dass sie ihre Aufgabe erfüllen können, sprühen wir vor Energie und sehen gut aus. Das Leben ist gut. Unser Geist ist klar. Probleme und schwierige Menschen oder Umstände lassen sich einfacher handhaben. Gewinnt hingegen die ungelöste, negative Energie die Überhand, schrumpfen die Chakras, drehen sich langsamer und stellen ihre Tätigkeit schließlich ganz ein. Auch wenn wir uns dieses Vorganges nicht bewusst sein mögen, werden wir seine Auswirkungen bemerken, die sich in körperlicher und geistiger Trägheit äußern. Ein mit Schmutz überladener Ätherkörper ist wohl kaum in der Lage, eine klare und bewusste Verbindung zum höheren Selbst aufzubauen. Unserem inneren Führungssystem fehlt die direkte Ausrichtung, was zu Anstrengung, Kampf und Enttäuschung führt.

Blockierte Energiezentren oder Chakras behindern den Energiefluss, und wir ziehen nicht das in unserem Leben an, was wir möchten. Eine ausgefranste, verbogene Aura weist darauf hin, dass wir nicht in unserer Mitte ruhen und über die volle energetische Kraft verfügen.

Emotionale und Energieblockaden bauen sich oft im Laufe der Zeit auf und behindern den Menschen, sich optimal zu verhalten, ganz zu schweigen von der zwischenmenschlichen Beziehung. Diese Sperren entstehen im Ätherkörper und führen ihrerseits zu physischen Blockaden, wie Krankheit, Müdigkeit, Gewichtszunahme, Depressionen, Stress, Ängstlichkeit, Spannungen in der Ehe, wechselnde Neigungen, fehlende Libido, Schwierigkeiten am Arbeitsplatz und so fort. Es konnte nachgewiesen werden, dass bestimmte emotionale Blockaden in vorhersehbarer Weise Krankheit und Unwohlsein hervorrufen.

Andererseits vermögen wirkungsvolle Energiebehandlungen oder eine gesunde Lebensweise die negativen Auswirkungen und Energieverschiebungen oft rückgängig zu machen.

Man sollte die Funktionsweise seines Energiehaushaltes zu verstehen suchen und beginnen, diesen bewusster und sinnvoller einzusetzen. Mit Hilfe von einfachen Energie- und Meditationsübungen kann man sich selbst heilen und sein Leben nach Wunsch gestalten.

Dieses Buch enthält verschiedene Begebenheiten aus meiner Heilpraxis. Namen und Einzelheiten wurden geändert, um die Anonymität der Patienten zu wahren.

Beginnen wir unsere Entdeckungsreise und finden heraus, wie unsere Aura und unsere Chakras unsere Persönlichkeit, unsere Lebenserfahrungen und Erfolgsmöglichkeiten beeinflussen. Zunächst befassen wir uns mit der Aura und einigen ihrer Geheimnisse und wenden uns anschließend den Chakras zu. Nach einer allgemeinen Beschreibung des jeweiligen Energiezentrums wird seine Wirkungsweise erläutert und illustriert. Den Abschluss bilden einfache Übungen zur Stärkung des Chakras.

Im letzten Teil des Buches werden die Grundzüge der *Heilige Alchemie* beschrieben, die Möglichkeit, Veränderungen herbeizuführen, unsere Sinneswahrnehmung zu entwickeln und durch die unmittelbare Arbeit mit der Aura und den Chakras auf die Heilung einzuwirken. Es handelt sich dabei um eine einfache Methode, die man an sich selbst oder an anderen anwenden kann.

TEIL I

ॐ

Kapitel 1

Das vielschichtige Du

Die physische Welt, die wir um uns herum wahrnehmen, macht offensichtlich nicht das vollständige Leben aus. Es gibt viele wesentliche Bereiche, die man nicht als physisch bezeichnen kann. Gefühle, Vorahnungen, der Energiekörper, der Wille und unser Geist sind Wirklichkeiten nicht-stofflicher Natur. In zahlreichen älteren esoterischen Büchern ist die Rede von der äußeren Welt der Form (der physischen Dimension) und der inneren Welt des Geistes. Bei der inneren Welt handelt es sich nicht um einen riesigen Raum, in dem alles Mögliche dahingleitet. Sie unterteilt sich in verschiedene Ebenen, von denen jede einzelne ihrer eigenen Gesetzmäßigkeit unterliegt.

Heute gibt es genügend Beweise für die Wirksamkeit der Energieheilung. Tausende von Menschen wenden sich Alternativ-Therapien zu, und viele Universitäten verlangen das Studium alternativer Heilmethoden.

Energieheiler arbeiten nicht am physischen Körper oder auf stofflicher, sondern auf Ätherebene. Während der Behandlung spürt man die Energiewellen. Die Manipulation dieser Ätherwellen rufen eine rasche, spürbare Veränderung im Wohlbefinden des Patienten hervor.

Eine uralte esoterische Wahrheit besagt, dass die Dinge zuerst auf innerer Ebene geschaffen werden und dann auf äußerer Ebene, in der physischen Welt, Gestalt annehmen. Meine persönlichen Beobachtungen können dies bestätigen. Wenn wir unsere innere Welt verändern, scheinen in unserem äußeren Leben Wunder zu geschehen.

Eine von einem starken Heiler durchgeführte Energieheilung vermag sich den physikalischen Gesetzen der physischen Materie zu widersetzen. Ich selbst habe Vorgänge beobachtet, bei denen sich das physische Gewebe vor meinen Augen veränderte. Ein völlig verbrannter Finger, an dem mehrere Heiler einige Stunden lang ununterbrochen arbeiteten, wurde völlig wiederhergestellt. Nicht einmal eine Brandblase war zu sehen. Ziehen wir ausschließlich die physische Ebene in Betracht, wäre dies unmöglich.

Obwohl es unzählige Dimensionen gibt, von denen jede einzelne zahllose Unterdimensionen besitzt, können wir von fünf Ebenen sprechen, mit denen sich die Menschheit an diesem Punkt ihrer Evolution auseinandersetzt. Wir besitzen fünf Körper, von denen jeder mit einer der fünf Ebenen in Verbindung steht.

Die Dimensionen (und Körper) sind:
1. Die physische Dimension
2. Die ätherische Dimension
3. Die astrale Dimension
4. Die Seelendimension
5. Der Göttliche Raum

Mit anderen Worten, was die Schwingung anbelangt, erweist sich die physische Ebene als die dichteste oder langsamste Dimension, gefolgt von der Ätherebene. Darüber erhebt sich die Astralebene, die langsamer schwingt als die Seelenebene. Der höchste und leichteste Körper ist jener der Göttlichen Ebene.

Als Diagramm nimmt die Abstufung etwa folgende Form an:

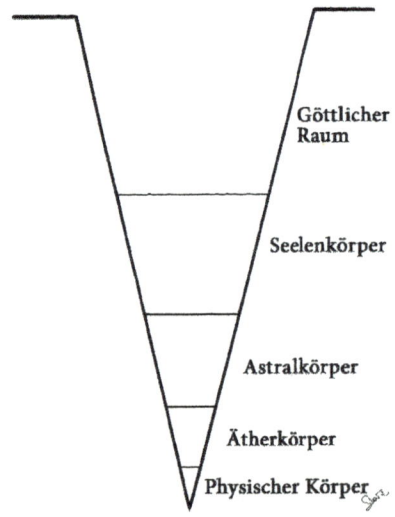

DIE PHYSISCHE EBENE,
DER PHYSISCHE KÖRPER

Der physische Aspekt unseres Daseins fällt zweifellos am deutlichsten ins Auge. Zahllose Gewerbezweige beschäftigen sich mit der Pflege unserer irdischen Hülle. Die Schulmedizin hat auf chirurgischem und chemischem Gebiet hervorragende Arbeit geleistet und Heilmethoden entwickelt, die zahlreichen Leiden Linderung verschaffen.

Den Geist zu entfachen, bedeutet nicht, den irdischen Körper zu vernachlässigen. Wir achten ihn. Der einzige Unterschied besteht in unserer Erkenntnis, dass wir mehr sind.

Unsere Fähigkeit zu lieben, Zuneigung zu empfinden, glücklich zu sein und uns zu erfreuen, entspringt einer anderen Dimension, die uns die medizinische Wissenschaft nicht lehrt. Diese Dinge wurzeln im Ätherischen und Astralen. Das Maß, in dem unser Körper sich von Krankheit oder Verletzung erholt, ist nur zum Teil eine Frage der physischen Materie. Er regeneriert erstaunlich gut, wird die Ätherhülle ebenfalls behandelt.

Wie sehr wir auch auf diese achten mögen, wenn wir nicht aufhören, sie durch unsere Ernährungsweise, Medikamente oder Drogen, Umweltverschmutzungen und so fort zu vergiften oder nicht ausreichend schlafen, wird der Ätherkörper früher oder später darunter leiden. Fastfood und mangelnde Körperbewegung tragen leider nicht dazu bei, ihn zu reinigen.

Unser physischer Körper funktioniert mit Sicherheit besser, wenn sich der Energiekörper in gutem Zustand befindet. Ein verstopftes Wurzel-Chakra führt zu Schmerzen im unteren Rückenbereich. Säubere es, und der Rücken wird beschwerdefrei sein. Ein verstopftes Kehlkopf-Chakra kann zu einer Schilddrüsen-Dysfunktion führen. Beseitigt man den Müll, damit die Energie wieder fließen kann, ist das Problem in den meisten Fällen behoben. Jeder Körperteil besitzt ein Chakra oder eine Kombination von Chakras, um ihn mit Energie zu versorgen.

In meiner Klinik habe ich mehrere Sportler behandelt. Ich erinnere mich an einen Radrennfahrer, der nach der Behandlung eine solche Energie besaß, dass er am folgenden Tag seine Trainingskameraden besiegte. Erstaunt wollten diese wissen, was er eingenommen hatte. Er hatte nichts eingenommen, nur den Ätherkörper gereinigt, was seinen Geist entfachte.

In einem anderen Fall behandelte ich regelmäßig einen Rekordschwimmer, der um den Meistertitel kämpfte. Nachdem seine einzelnen Körper während mehrerer Sitzungen gereinigt und mit Energie aufgeladen worden waren, brach er seinen eigenen Rekord. In Zukunft wird es unvermeidlich sein, dass Athleten und Sportteams von einem Energieheiler begleitet werden, um die Leistungen auf natürlichem Wege zu steigern.

Es gibt Krankheiten, die so weit fortgeschritten sind, dass sich eine Operation nicht vermeiden lässt. In diesen Fällen hat sich die Energiebehandlung als äußerst hilfreich und schmerzlindernd erwiesen. Wurden die Patienten bereits vor der Operation behandelt, konnte man hervorragende Ergebnisse verzeichnen.

Rose musste sich einer Gehirnoperation unterziehen. Ohne Eingriff, blickte sie dem sicheren Tod entgegen. Eine Operation bot ihr eine Überlebenschance von etwa fünfundzwanzig Prozent, ohne nennenswerte Nebenwirkungen, wie Lähmungserscheinungen, Sprachverlust oder Gehirnschäden. Die junge Frau war Anfang dreißig und Mutter von zwei kleinen Kindern.

Ehe sie operiert wurde, behandelte ich sie sechsmal. Außerdem sandte ich dem Operationsteam Energie und energetisierte den Operationssaal. Im Rahmen ihres Zustandes sprachen wir alle Energiearten und Energieebenen an, doch ihre körperliche Verfassung machte einen Eingriff unumgänglich. Die einzunehmenden Medikamente wurden mit Energie aufgeladen. Unmittelbar nach der Operation konzentrierte ich Heilkräfte auf sie. Sie gewann gleich ihr volles Bewusstsein, als sie aus der Narkose erwachte. Es gab keinerlei Begleiterscheinungen. Der Chirurg wunderte sich über ihre rasche Erholung und die vollständige Heilung. Wir nicht.

Unser gesamter Körper regeneriert sich regelmäßig. Die Haut erneuert sich alle fünf und das scheinbar so feste und starre Knochensystem alle drei Monate. Achtundneunzig Prozent der gesamten Körperatome werden jedes Jahr ersetzt, was radioisotopische Studien an den Oak Ridge Laboratories in Kalifornien bestätigten. Wie kommt es dann, das bestehende Krankheiten nicht heilen?

Unser physischer Körper enthält Zellen, von denen jede einzelne ihr eigenes Gedächtnis besitzt, was ihrer Vervielfältigung dient. Die Energie der Mutterzelle wird ebenfalls reproduziert, das bedeutet, ihre Bindungen, Energien und Erinnerungen pflanzen sich fort.

Anhäufungen negativer zellulärer Erinnerungen können emotionale, psychologische und medizinische Probleme hervorrufen, die sich auf rein physischer Ebene nicht beseitigen lassen. Man muss sie auf ätherischer und astraler Ebene angehen, um tiefgreifende Ergebnisse zu erzielen.

Bisweilen sickern solche Zellerinnerungen aus vergangenen Leben durch. Unser physischer Körper ist der Tempel, der unsere Seele in der irdischen Dimension verankert. Unsere Seele weiß um unsere verschiedenen Inkarnationen, und ihre Energie durchdringt unser Sein. Es überrascht daher nicht, wenn gelegentlich alte Erinnerungen an die Oberfläche treten. Es überrascht eher, dass wir so vieles vergessen haben.

Ob wir es mögen oder nicht, unser physischer Körper steht uns nur in diesem einen Leben zur Verfügung. Wir sollten ihn pflegen, denn wir werden niemals mehr die Gelegenheit haben, dieses Leben nochmals zu leben.

DER ÄTHERKÖRPER

Der Ätherkörper ragt über den physischen hinaus und neigt dazu, sich mit den Menschen, mit denen wir uns befassen, zu verbinden. Auf diese Weise findet ein Energie- und Informationsaustausch zwischen uns statt, und wir gewinnen ein stärkeres Einheitsgefühl, als wenn wir uns ausschließlich auf die physische Ebene konzentrieren.

Die meisten Energieheiler arbeiten mit dem Ätherkörper. Körperliche Probleme manifestieren sich auf dieser Ebene zunächst als Störung des Energiekörpers. Verdichten sich diese, sickern sie in die physische Dimension. Dieser Vorgang lässt sich mit der angestauten Energie vergleichen, die sich in Form von Gewittern entlädt. In der Natur lösen Stürme den Energiestau durch Blitze. Die im Ätherkörper aufgestaute Energie wird gewöhnlich über den physischen Körper als Krankheit freigesetzt.

Die einzelnen Krankheitsbilder lassen sich anhand der Chakras vorhersagen, in denen sich die Energie zusammengeballt hat. Erfahrene Heiler sind oft in Lage, aufgrund von Veränderungen im Ätherkörper eines Menschen Krankheiten zu entdecken, ehe sich diese im physischen Körper manifestieren. Mitunter lassen sich sogar die Ursachen für das gestörte Gleichgewicht erkennen, da der Energiekörper die wesentlichen Anschauungen über sich selbst und die Welt widerspiegelt. Man muss sie nur lesen.

Der Ätherkörper ermöglicht es uns, jeden Tag zwischen unseren einzelnen Körpern, dem physischen, astralen und Seelenkörper, hin und her zu gleiten. Beim Einschlafen tritt man aus seiner irdischen Hülle durch den Ätherleib in den Astralkörper. Man gleitet umher und träumt. Manchmal kann man sich sogar an seine Träume erinnern. Manche Leute zucken beim Einschlafen auf. Dies ist der Moment, in dem sie den physischen Körper verlassen.

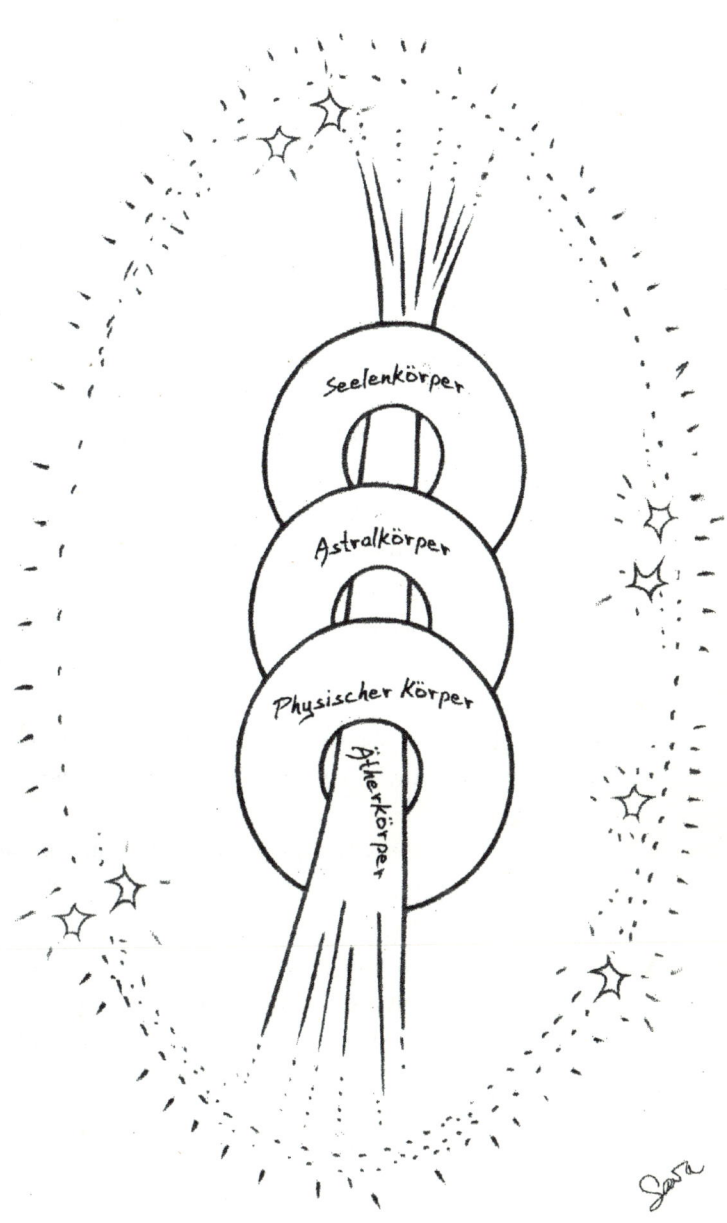

Der Ätherkörper gleicht einer Übertragungsstation

DER ASTRALKÖRPER

Zwischen dem Seelenkörper und der Physis liegt der von der Ätherhülle durchdrungene Astralkörper. In ihm sind die Gedanken, Emotionen, Überzeugungen, Vorstellungen und Erinnerungen angesie-
delt. Aufgrund seiner wässerigen Natur durchfließt und umströmt
er uns. Über diese Hülle sind wir stärker miteinander verbunden als
auf der physischen und Ätherebene. Ihre fließende Eigenschaft bietet eine telepathische Kommunikationsmöglichkeit. Jeder hat diese
Erfahrung von Zeit zu Zeit gemacht. Noch ehe man den Telefonhö-
rer in die Hand nimmt, weiß man manchmal, wer anruft, oder man
spürt, wenn ein geliebter Mensch in Gefahr schwebt. Bisweilen über-
mittelt ein Traum eine gewisse Vorahnung. Je mehr wir an unserem
Ätherkörper arbeiten, desto stärker verfeinern wir die telepathische
Kommunikation und werden uns ihrer bewusst. Obwohl dieser
Vorgang auf der Astralebene abläuft, müssen wir unsere Ätherhülle
entwickeln, um klare Informationen aussenden und empfangen zu
können.

Der Astralkörper enthält die Gedanken und emotionalen Botschaften, die wir aussenden und aufnehmen, und der Ätherkörper leitet sie
weiter.

Obwohl sich die meisten Menschen nicht bewusst sind, was sie
aussenden oder empfangen, spiegelt es sich größtenteils in ihrem Leben wider. Selbst bei nur geringer Hellsichtigkeit erkennt man Energiefelder, die besagen: „Ich bin erfolgreich" oder „Ich bin wertlos".
Wir alle fangen solche Botschaften auf, wenn auch in unserem Unter-
bewusstsein. Man kann lernen, sich solcher Astralzeichen, die jeder
in seinem Ätherkörper trägt, bewusst zu werden. Wenn wir sie nicht
mögen, sollten wir sie ändern.

SEELENEBENE

In diesem Buch nennen wir das höhere Selbst auch Seele oder Geist. Unser Seelenkörper ragt weit über unsere irdische Hülle hinaus. Der physische, Äther- und Astralleib gehören zu ihm wie die Zehen zu unserem Fuß. In Wirklichkeit sind wir Seelen, die auf der Erde menschliche Ferien verbringen. Die Seelenebene ist unsere Heimat, und wenn wir es schaffen, bewusst Verbindung zu ihr aufzunehmen, gewinnen wir eine völlig andere Sichtweise. Das Leben wird zur Offenbarung.

Nimmt man dem Körper die Seele, stirbt er. Stirbt der Körper, bleibt die Seele. Sie entzieht dem physischen und dem Ätherkörper lediglich die Information und Energie und verwertet sie erneut. Dieser Prozess läuft auf einer Schwingungsebene ab, die unser physisches Gehirn, das uns nach dem Tode ohnehin wenig nutzt, noch nicht zu erfassen vermag.

Die entzogene Information wird in der nächsten Inkarnation in unseren neuen Ätherkörper gesenkt. Da dies auf der Schwingungsebene, also auf der Richterskala unserer Bewusstheit, geschieht, erinnern wir uns nicht daran. Zwischen den einzelnen Leben schwimmen wir sozusagen auf dem Strom des Vergessens.

Bei jeder Inkarnation tritt ein Teil unserer Seele in das physische Reich ein, gibt uns Leben und beflügelt unser Dasein. Der größte Teil unserer Seele verweilt außerhalb der irdischen Ebene und entzieht sich unserem üblichen Konzentrationspunkt. Diesen Hauptanteil unseres Seins nennen wir das höhere Selbst. Eine Vereinigung mit dem höheren Selbst gewährt uns den Zugang zu unendlicher Weisheit, schenkt uns die Fähigkeit, mit unseren geistigen Führern und Lehrern telepathisch in Kontakt zu treten sowie ein erhöhtes Intuitionsvermögen und ein weitaus angenehmeres Leben.

Das höhere Selbst kennt weder Raum noch Zeit. Es überblickt das gesamte Leben und ist sich Dinge bewusst, von denen unser irdisches Bewusstsein keine Ahnung hat.

Wenn wir die Stimme unserer Seele wahrnehmen wollen, müssen wir bestimmte Bereiche unseres Ätherkörpers entwickeln und ihre Energie reinigen. Auf diese Weise erhaschen wir Einblicke in Erfahrungen, die vor der Zeit liegen, in der wir in das gegenwärtige Leben traten. Schließlich werden wir ein vollständiges Bild gewinnen. Solche auf Seelenebene stets zugänglichen Informationen hängen von der Entwicklung und Klarheit unseres Ätherkörpers ab.

DER GÖTTLICHE RAUM

In unserem tiefsten Kern bestehen wir aus einer Essenz, die wir *göttlich* nennen. Gott bezeichnen wir als die Universalenergie oder den erhabenen Geist. Es werden ihm viele Namen gegeben, und alle Kulturen anerkennen ihn als das allmächtige Wesen, als Gott oder Göttin.

Es mutet seltsam an, dass uns die Quantenphysik Auskunft über das Göttliche gibt; aber die Wissenschaft scheint viele uralte Lehren der Mysterienschulen zu bestätigen.

Bis zum ausgehenden 19. Jahrhundert vertrat man die Ansicht, dass es sich bei dem Atom um die kleinste Schöpfungseinheit handelt. Dann entdeckten die Wissenschaftler die Möglichkeit einer Atomspaltung und stellten fest, dass es kleinere Einheiten gibt, als man bislang angenommen hatte. Die meisten der physikalischen Gesetze lassen sich auf diesen Ebenen nicht anwenden. Reden wir von dem subatomaren Feld, sprechen wir von einer unendlich winzigen Einheit. Millionen von Atomen haben Platz auf einem Stecknadelkopf. In seinem Buch *The Dancing Wu Li Masters* schreibt Gary Zukav, dass der Baseballschläger so groß wie die Erde sein müsse, um die dann traubengroßen Atome in ihm zu erkennen.

Ein Atom besteht aus Protonen, Elektronen und einer Anzahl weiterer Bestandteile. Obwohl die Quantenphysik diesen „Dingen" Namen gab, darf man sie nicht als solche betrachten. Es handelt sich um Energiewellen, die Spuren ähneln. Das Quantenfeld ist nicht angefüllt mit Dingen, sondern gleicht eher einem leeren Raum. Aufgrund der von den subatomaren Energiefeldern zurückgelassenen Spuren gehen die Wissenschaftler davon aus, dass etwas dort gewesen sein muss. Mit dieser Aussage sind sie dem Beweis für die Existenz von „Dingen" im Quantenfeld am nächsten gekommen. Niemand hat in diesem subatomaren Bereich jemals „Dinge" gesehen. So seltsam es klingen mag, es trifft zu.

Die Quantenfeldtheorie besagt im Grunde genommen, dass die Erde, sogar das gesamte Universum, aus derselben nicht-materiellen Substanz erschaffen wurde. Wenn die Essenz des Universums nicht-physischer Natur ist, was ist sie dann?

In seinem Buch *Das Tao der Physik* zitiert Fritjof Capra Deepak Chopra: „Still orchestriert, lehrt, lenkt und lockt dieses unsichtbare Nichts (im Atominneren) die Natur, sich mit unendlicher Kreativität, verschwenderischer Fülle und absoluter Genauigkeit in Myriaden von Figuren, Mustern und Formen zum Ausdruck zu bringen."

Ein wenig Zellgewebe des menschlichen Gehirns, der Splitter eines Bergkristalls, eine Blume, ein Stück Metall oder Plastik besitzt dasselbe (nicht) materielle Innere. Die Überzeugung des Menschen (vor allem des westlichen), dass der Mensch allein aus einem besonderen Stoff erschaffen worden ist, gerät ins Wanken. Die Quantenphysik befindet sich auf dem Wege, diesen Mythos zu zerstören.

Man mag das Quantenfeld als organisch und bewusst beschreiben. Es ist nicht tot oder anorganisch. Aus diesem Grunde kann man physische Gegenstände, an denen Atome beteiligt sind, nicht als tot oder anorganisch bezeichnen. Die Geschichte zeigt, dass fast alle schamanischen Glaubensrichtungen das Heilige in allen Dingen, besonders in der Natur, anerkennt. Die Taoisten, die Kelten, die Indianer Amerikas oder die Ureinwohner Australiens betrachten *alles* als heilig. Sie können den Westen nicht verstehen, der das Göttliche in den Dingen nicht wahrnimmt.

Im Quantenfeld beweisen Protonen und Elektronen Gestaltintelligenz, also das vollkommene Erfassen eines Problems oder einer Situation ohne linear deduktiven oder logischen Gedanken.

Die subatomaren Energiewellen wissen nicht erst um die Dinge, nachdem sie geschehen sind, sondern während diese geschehen, und ändern dementsprechend ihre Vorgehensweise. Zahlreiche Experimente haben gezeigt, dass die Protonen und Elektronen ihr Verhalten zu bestimmen scheinen, ehe sie in die Auswirkungen des Geschehens geraten. Sie wissen bereits, was geschehen wird. Die menschliche Intelligenz ist dazu nicht in der Lage, wohl aber die göttliche.

Der wahrscheinlich seltsamste Aspekt im Hinblick auf das Quantenfeld ist die Tatsache, dass es bei einem Experiment auf die Erwartungen des Wissenschaftlers reagiert. An diesem Punkt stellt sich die Frage nach der Objektivität. „Die Bestandteile der Materie und die grundlegenden Phänomene von allem sind untereinander verbunden, stehen in gegenseitiger Wechselbeziehung und sind voneinander abhängig… Man kann sie nicht als separate Einheiten betrachten, sondern nur als integrierte Teile eines Ganzen." Das bedeutet, zwei Wissenschaftler mögen dasselbe Experiment durchführen, der eine das Ergebnis A und der andere das Ergebnis B erwarten, und jeder wird das erhalten, was er erwartet. Dies wird sich nicht eher ändern, als bis sie ihre Erwartung ändern.

Aus metaphysischer Sicht gesehen, scheint die Wissenschaft die Kernbehauptungen der Mystik zu bestätigen. Alles ist Teil eines einzigen Ganzen und Heiligen. Alles ist aus demselben Stoff entstanden, aus der göttlichen Energie oder Liebe, verschiedene Namen für Gott oder Göttin. Wir bestehen aus zahlreichen Atomen, in denen Gott wohnt. Er hat sich in den Dingen und Menschen manifestiert. Offenbart er sich nicht in der Form, sprechen wir von dem unmanifestierten Gott oder Heiligen Geist. Sobald wir denken, beginnen die Quanten hin und her zu springen und veranlassen unsere Gedanken, die Energie und schließlich unser physisches Leben zu beeinflussen.

Wahre Einheit entspringt dem göttlichen Kern, der unserer Seele Leben einhauchte. Die göttliche Energie oder Liebe bildet den eigentlichen Grundstein des Lebens und der Schöpfung. Aus Sicht unseres göttlichen Selbst sind wir in Wahrheit alle eins, und jeder von uns ist göttlich.

Kapitel 2

Energieschub gefällig?

Bis vor nicht allzu langer Zeit sah die Wissenschaft in der Natur eine riesige, aus stofflicher Materie bestehende Maschine, die in vorhersehbaren und kontrollierbaren Bahnen verläuft. Heute weiß man, dass es sich um einen Irrtum handelt. Alles besteht aus Energie, selbst Gegenstände wie ein Holztisch.

Wenn unser Energiepegel sinkt, sind wir erschöpft und müde, trübsinnig oder werden sogar krank. Staut sich die Energie und lastet schwer, dann fühlen wir uns nicht wohl. Die Gedanken rutschen ins Negative ab, die Stimmung sinkt, unser Selbstvertrauen und unsere Leistungsfähigkeit nehmen ab. Durchflutet uns eine helle, klare Energie, fühlen wir uns erfrischt und glücklich.

Der Wert eines ausgewogenen Energiehaushaltes wird im Allgemeinen verkannt und somit die Möglichkeit, körperliches und seelisches Unbehagen zu mindern. Andererseits stellen immer mehr Menschen erfreut fest, dass eine Energiebehandlung ihre Energie steigert, was ihr Wahrnehmungsvermögen und ihr Leben ändert.

Die feinstoffliche Energie wird auch Äther, Lebenskraft oder Prana genannt. Dieses Meer feinster Substanz bildet den Baustein für die Formgebung der Materie und entströmt unterschiedlichen Quellen:

1. Der natürlichen, physischen Welt: Unsere Nahrung
2. Den Elementen: Feuer, Erde, Luft und Wasser
3. Der Astralwelt: Gedanken-, Glaubens- und Gefühlsenergie
4. Der Seelenebene: Energie aus unserem eigenen ewigen Sein und von unseren geistigen Führern, Engeln und Lehrern, die erleuchtet sind und auf einer anderen Ebene weilen.
5. Der Göttlichen Ebene: Sie ist die Urquelle aller Energien und liegt dem gesamten offenbarten und unoffenbarten Kosmos zugrunde.

NATURENERGIE

Unsere Nahrung, das Wasser und das Sonnenlicht versorgen uns mit Energie. Selbst die Luft, die wie einatmen, ist erfüllt von einer Energie, die in den Wäldern, im Gebirge und am Meer besonders konzentriert auftritt. Achte auf die Energieunterschiede in den einzelnen Landstrichen. Im Allgemeinen leben die Menschen in Gebieten, die ihrer Schwingung entsprechen. Selbst in den einzelnen Stadtteilen einer Großstadt spürt man die Unterschiede, was nicht nur in den physischen Aspekten begründet liegt. Reist man von Ort zu Ort oder von Land zu Land, erkennt man die ausgeprägte Vielfältigkeit.

Je natürlicher die Umgebung, desto feiner wird die Energie dort sein. In von Menschenhand hergestellten Strukturen und Produkten findet man sie nur unterschwellig. In der Großstadt sind wir gewöhnlich weniger energievoll als auf dem Lande. Natürliche Baustoffe, wie Holz und Stein, enthalten weitaus mehr Energie als künstliche Materialien. Natürliches Licht spendet mehr Energie als künstliches, was jeder, der in einem Bürohaus arbeitet, zu bestätigen weiß.

Der Philosoph Ron Laura behauptet, dass die fortlaufend stärker technisierte Gesellschaft mit ihrer wachsenden Fähigkeit, unendlich viele Dinge herzustellen, mit zunehmendem „Fortschritt" eine immer leblosere Welt beherrschen wird. Wenn die Natur ausgeklammert oder der natürliche Lebensrhythmus zugunsten eines künstlichen Zeitplans aufgegeben wird, beginnt der Mensch zu leiden, auf körperlicher, mentaler oder emotionaler Ebene. Da unsere Nahrung und unsere Umgebung immer künstlicher werden, verliert sich die natürliche Energie, die wir für unsere Gesundheit und unser Wohlbefinden benötigen. Die absterbende Umgebung spiegelt sich in unserer teilweisen Abstumpfung wider – und das nennt man Fortschritt.

Eine Möglichkeit, frische Energie zu gewinnen, besteht darin, einen stattlichen gesunden Baum zu umarmen. Bäume stellen eine reiche Energiequelle dar. Man kann sich auch einfach unter einen Baum setzen und seine Lebenskraft einatmen. Aus diesem Grunde wurden viele Sanatorien in einer waldreichen Gegend errichtet. Die Wirkung der Bäume auf die Patienten sind deutlich sichtbar.

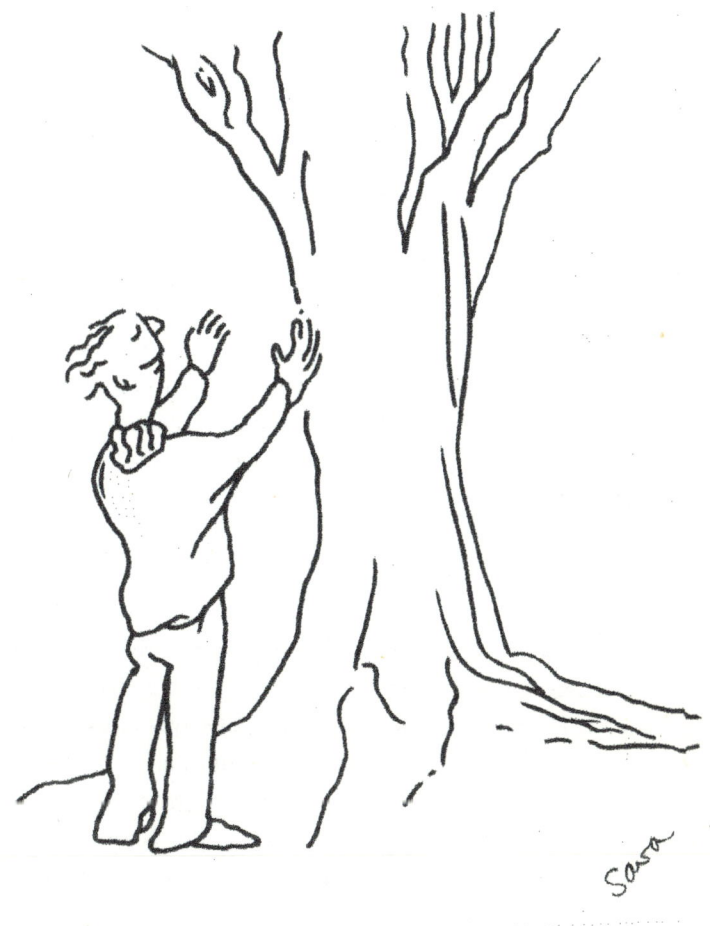

Die folgende Übung verstärkt die Energie aus den Bäumen.

1. Wähle einen gesunden, üppigen Baum.
2. Anrufung (sh. Teil III)
3. Strecke die Hände dem Baum entgegen und bitte Gott, er möge den Baum und seine feinstofflichen Körper segnen. Führe dir die gesunden Zweige, Blätter und Wurzeln des Baumes vor Augen, seine Kraft und seine Schönheit.

4. Bitte darum, dass der Baum dich mit seiner Energie segnen möge und atme tief ein.
5. Um die Übung zu intensivieren, segne den Baum. Konzentriere dich auf dein Scheitel-Chakra, atme die Energie durch dieses Zentrum ein und lasse sie teilweise aus deinen erhobenen Händen auf den Baum strömen.
6. Entspanne dich, atme ein und danke dem Baum, dass er dich an seiner Energie teilhaben lässt.
7. Verweile einige Minuten lang und sei dir der Energiewellen bewusst, die deinen Körper durchfluten. Achte auf deine Empfindungen.

Als Vergleich magst du dieselbe Übung mit einer Säule durchführen. Das Ergebnis ist umwerfend. Du solltest diesen Versuch nur einmal unternehmen. Es überrascht nicht, dass sich heilige Frauen und Männer in ländliche Gegenden zurückgezogen haben.

ENERGIE UND DIE ELEMENTE

Unsere Wirklichkeit setzt sich aus den Bausteinen Feuer, Erde, Luft und Wasser zusammen. Jedes Element besitzt seine eigene Energie und trägt zur körperlichen Gesundheit bei. Die ayurvedische Medizin strebt das Gleichgewicht der Elemente in uns an.

Gewisse Bereiche unseres Ätherkörpers schwingen in Einklang mit bestimmten Elementen. Meditiere draußen in der Natur, am Meer, an einem klaren Fluss oder an einem Stausee, die Erde unter deinen Füßen, über dir die Sonne, umgeben von reiner, frischer Luft. Solltest du nicht in der Nähe von Wasser wohnen, stelle eine Schale mit frischem Wasser neben dich.

1. Anrufung (Näheres in Teil III).
2. Konzentriere dich auf jeweils ein einziges Element. Stelle dir vor, du atmest es ein und es durchfließt deinen Körper. Sei dir dessen bewusst.
3. Achte darauf, wie es sich anfühlt. Spüre die Energie und wie sie in dein Energiefeld eintritt.

4. Wende dich dem nächsten Element zu und verfahre in der gleichen Weise.
5. Achte darauf, wie der Körper jedes einzelne Element in unterschiedlicher Weise aufnimmt.
6. Danke für die Erfahrung.

KLANGENERGIE

Musik beruhigt das wilde Tier. Musikformen wie Rock, Pop, Rap oder eine bestimmte Tanzmusik bringen uns auf Touren. Aus diesem Grunde erfreuen sich Tanzparties, Discos und dergleichen solch großer Beliebtheit.

Wenn man nach einem anstrengenden Arbeitstag nach Hause kommt, vermag sanfte Musik die Anspannung zu mildern.

Der japanische Wissenschaftler Emoto führte eine Anzahl von Experimenten mit dem Element Wasser durch. Er füllte mehrere Reagenzgläser mit dem Leitungswasser aus Tokyo und setzte sie verschiedenen Klängen aus. Er ließ das Wasser gefrieren und untersuchte es anschließend unter einem Mikroskop, um festzustellen, ob sich die Klänge auf die Kristallbildung ausgewirkt hatten. Er kam zu einem verblüffenden Ergebnis. Gewisse Musikarten, wie Heavy Metal, veranlasste die Kristalle, zu splittern und in Unordnung zu geraten. Gebete und Worte der Liebe ließen herrliche Kristalle entstehen, deren Vollkommenheit und geometrische Anordnung einzigartig waren. (Diese Bilder können unter www.hado.com eingesehen werden.)

Wasser bildet den größten Bestandteil, etwa siebzig Prozent, des menschlichen Körpers. Wenn Klänge in der Lage sind, das Wasser in einem Reagenzglas derartig stark zu beeinflussen, wie mögen sie sich dann erst auf unseren Körper auswirken?

Aus esoterischer Sicht bildet der Klang die Grundlage für alles und existierte bereits vor dem Licht. Am Anfang war das Wort, heißt es in der Bibel, also der Klang. Im Osten ist der Klang oder das Wort Gottes die Silbe OM.

Auf Menschen, Orte und Gegenstände übt der Klang OM eine reinigende Wirkung aus. Manchmal betritt man einen Raum und spürt, dass darin eine Auseinandersetzung stattgefunden haben muss. Es mag weder sichtbare Anzeichen geben noch hat man etwas gehört; aber es liegt eine Spannung im Raum. Die feinstoffliche Raumenergie wird von der Gefühlsenergie der Menschen, die sich darin aufhalten, durchtränkt. Handelt es sich um heftige Emotionen, werden diese noch lange, nachdem die Leute das Zimmer verlassen haben, im Raum schweben. Die Intonation der Silbe OM wirkt sich unglaublich besänftigend und heilend auf uns und unsere Umgebung aus. Lässt du während deiner Abwesenheit eine Platte mit dem Gesang des OM spielen, wirst du bei deiner Rückkehr feststellen, dass sich schmutzige Energie verflüchtigt hat.

Obwohl ich in einem glücklichen Haushalt lebe, lasse ich diesen Klang regelmäßig erklingen. Ich lege die CD auf, bringe die Kinder zur Schule und wenn ich wieder heim komme, finde ich ein reines, heiteres Haus vor, das für den neuen Tag gerüstet ist. Es wurde vom OM durchtränkt. Die nach Fernsehsendungen weiter bestehenden, oft beunruhigenden und negativen Gedankenformen kann man ebenfalls auf diese Weise reinigen. Im Anschluss an die Fernsehnachrichten ist eine solche Reinigung besonders angebracht. Auch die Schlafräume der Kinder sollte man mit diesem Klang reinigen. Die Kinder tragen ihre Schulsorgen in ihr Zimmer, wo sie sich anhäufen und verstärken.

GEDANKENENERGIE

Wir denken und fühlen fast ununterbrochen. Mit unseren Gedanken geben wir der Energie Form.

Wenn wir uns in Gedanken intensiv mit einer Sache beschäftigen, zeigt sie sich schließlich in unserer Aura. Ein Gedanke enthält Energie, und je häufiger wir ihn denken, desto stärker erfüllen wir ihn mit Energie. Hat er sich erst einmal in unserer Aura festgesetzt, dauert es eine Weile, bis er sich wieder entfernt. Häufig gleitet er umher und zieht ähnliche Gedanken anderer Leute an. Man fühlt sich zueinander hingezogen, um Erfahrungen zu sammeln, die unseren Gedanken entsprechen.

Wenn viele Menschen dasselbe denken, bildet sich eine gewaltige Energiemasse, der das Muster dieses Gedankens aufgeprägt wurde. Sie gleitet dahin und gewinnt zunehmend an Kraft durch jene Menschen, die dasselbe denken. Schließlich besitzt die riesige Gedankenform so viel Energie, dass sie wie ein Leuchtfeuer über uns schwebt und uns veranlasst, ebenso zu denken. Auf diese Weise entsteht die Massenhysterie und die allgemeine öffentliche Meinung.

Gedanken und die darin gefangene Energie versorgen uns oft gegen unseren Willen mit einer gewissen Energiemenge. Erfreuen wir uns guter Gesundheit und der Gesellschaft von positiv denkenden Menschen, erweist sich die Energieübertragung als gut. In den meisten Fällen befinden wir uns in einer Mischung aus unterschiedlichen Gedankenformen, die gewöhnlich eher beunruhigend wirken und uns kaum nützlich sind. Haben wir das Gefühl, in einer schmutzigen Gedankenformensuppe zu schwimmen, nehmen wir das OM zur Hilfe. Mit einer solchen unsauberen Energie wollen wir uns nicht auseinandersetzen.

SEELENENERGIE

Göttliche Quellen, wie die Göttliche Mutter sowie verschiedene überirdische Wesen, wie Engel, aufgestiegene Meister und geistige „Helfer", versorgen uns ebenfalls mit feinstofflicher Energie.

Über unser Kronen und die darüberliegenden Chakras finden wir Zugang zu der Energie des göttlichen und geistigen Reiches. In solchen Augenblicken scheint uns ein Lichtregen zu überfluten.

Wenn wir den Segen liebevoller Lichtwesen wünschen und Energie empfangen möchten, müssen wir zunächst darum bitten.

Unser freier Wille gestattet es uns, in Liebe und Licht oder in Schmerz und Verzweiflung zu leben. Welchen Sinn hätte es, sich frei entscheiden zu können, wenn man nur einer Sache nachzugehen oder bestimmte Erfahrungen zu machen hätte. Wir stehen einer Vielzahl von Möglichkeiten gegenüber, die wir alle wahrnehmen können. Keine Entscheidung bleibt ohne Folgen, aber mit diesem umfangreichen Thema wollen wir uns an dieser Stelle nicht befassen. Jedes wahrhaft liebende Wesen wird unseren freien Willen respektieren, sogar bis zu einem Punkt, an dem wir zu leiden beginnen, damit wir die Konsequenzen *unserer* Entscheidungen selbst erleben. Dabei handelt es sich nicht um eine Strafe, sondern um eine natürliche Gesetzmäßigkeit. Sobald wir aufhören, mit dem Kopf gegen die Wand zu rennen, genügt es zu bitten. Diese Hilfe wird uns augenblicklich zuteil. Viele Menschen übersehen sie. Bittet man aufrichtig um Segen und Beistand, geschieht dies unverzüglich.

Bitten wir himmlische Wesen, die uns lieben, wie Jesus oder Buddha, um Beistand, senden sie uns Energie. Vorausgesetzt wir sind aufnahmebereit und unser Ätherkörper befindet sich in einem guten Zustand, vermag diese Energie in unsere Ätherhülle einzudringen. Um uns auf die bewusste göttliche Verbindung vorzubereiten, sollten wir sie reinigen und säubern.

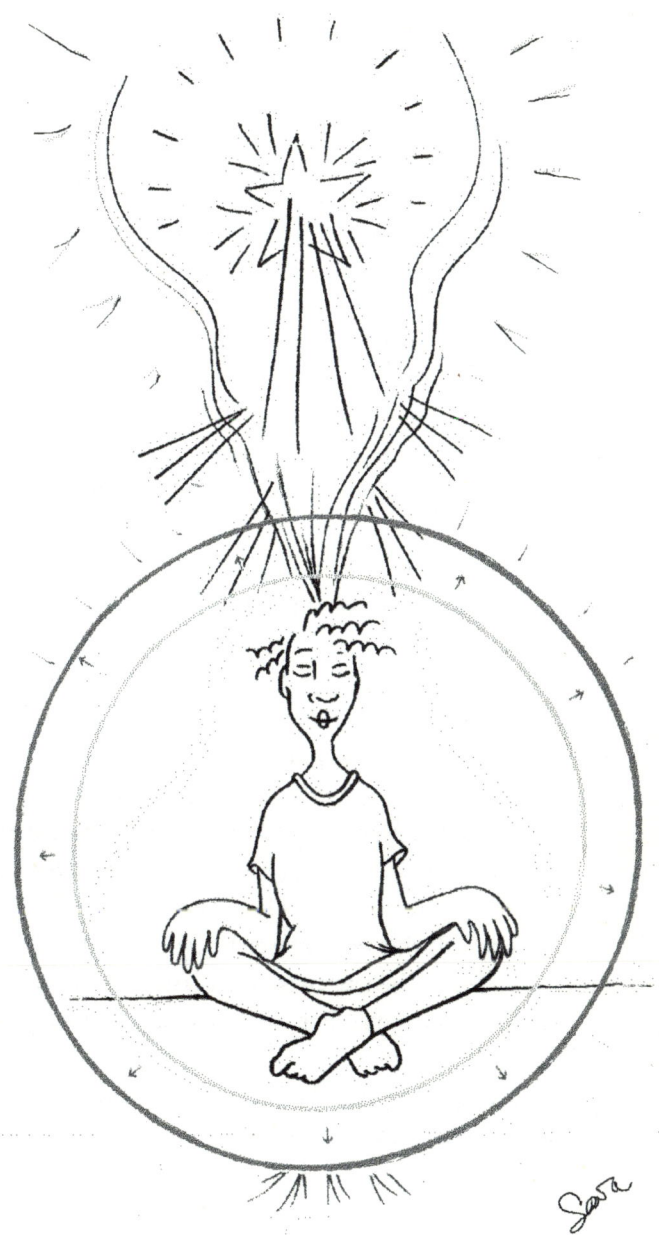

Bei der Anrufung dehnt sich die Aura aus

POSITIVE UND NEGATIVE ENERGIE

Es gibt positive und negative Energie. Dabei spielt die Ebene, auf der sie fließt, keine Rolle. Positive Energie vergrößert und stärkt unsere Aura und unsere Chakras. Sie lässt uns fortwährend wachsen, bis wir schließlich mit dem All-Sein (Gott) verschmelzen.

Negative Energie verkleinert und schwächt unsere Aura und unsere Chakras. Sie wirkt trennend, isoliert uns und wir fühlen uns allein.

Wenn wir in positiver Weise angesprochen werden, nimmt unsere Energie zu. Das Gleiche widerfährt jenen Menschen, mit denen wir freundlich reden. Es fühlt sich gut an. Negatives Verhalten dem Mitmenschen gegenüber lässt die Aura schrumpfen. Es fühlt sich nicht gut an.

Man darf die Begriffe positiv und negativ nicht mit gut und böse verwechseln, da sie keinerlei Bewertung enthalten, sondern nur zum Verständnis der Energiewirkung beitragen. Bei einer Zunahme positiver Energie treten in der physischen Welt gewöhnlich Dinge auf, die uns gefallen. Anders verhält es sich mit einer Ansammlung negativer Energie. Sie bringt Unangenehmes mit sich.

Eine Energiefreisetzung erfolgt meistens in großem Ausmaß. Angestaute Energie entlädt sich wie ein Gewitter. Löst sich ein solch schmutziger Energieklumpen von uns, werden wir entweder krank oder es geschieht ein „Unfall", um diese Energie aufzubrauchen. Wenn man die feinstoffliche Welt besser begreift, werden Begriffe wie „Unfall" oder „Zufall" bedeutungslos. Es lässt sich nahezu alles mit dem Verhalten der feinstofflichen Energie und unserer persönlichen Beziehung dazu erklären.

Der positive oder negative Aspekt kann auf verschiedene Weise überprüft werden. Einige Leute benutzen ein Pendel, andere bedienen sich der Kinesiologie. Ob es sich um eine positive oder negative Energie handelt, kann man auch mit der Hand feststellen.

„SCHWINGENDE" ENERGIE

Die aus unterschiedlichen Quellen stammende feinstoffliche Energie umgibt und durchdringt uns. Sie soll unsere Chakras und unsere Aura ungehindert durchfließen und über die Meridiane und winzigen Chakras in unserem Körper verteilt werden. Unsere physischen Körperfunktionen benötigen die feinstoffliche Energie. Sind die Chakras und Meridiane sowie die Aura blockiert, kann dies nicht in der angemessenen Weise geschehen. Ernsthafte Blockaden führen in der betreffenden Person und in ihrem äußeren Umfeld zu negativen Erfahrungen.

Entfachen wir unseren Geist, beseitigen wir die negative Energie und ersetzen sie durch positive. Auf diese Weise verändern wir unsere Schwingung und ziehen in allen unseren Lebensbereichen positive Ereignisse an.

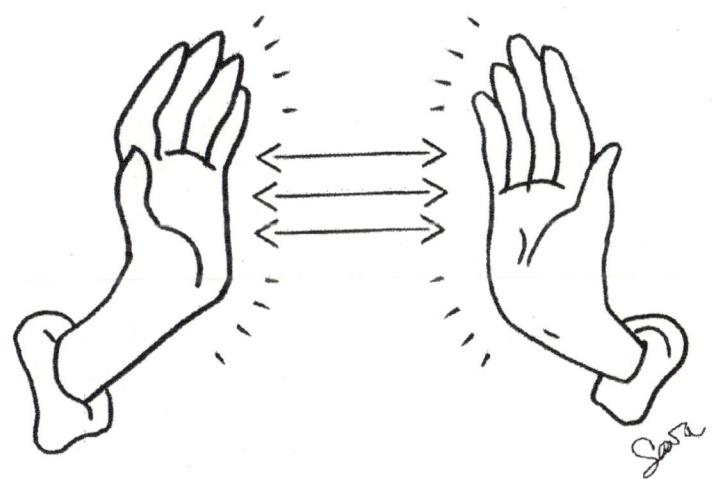

Die feinstoffliche Energie spüren

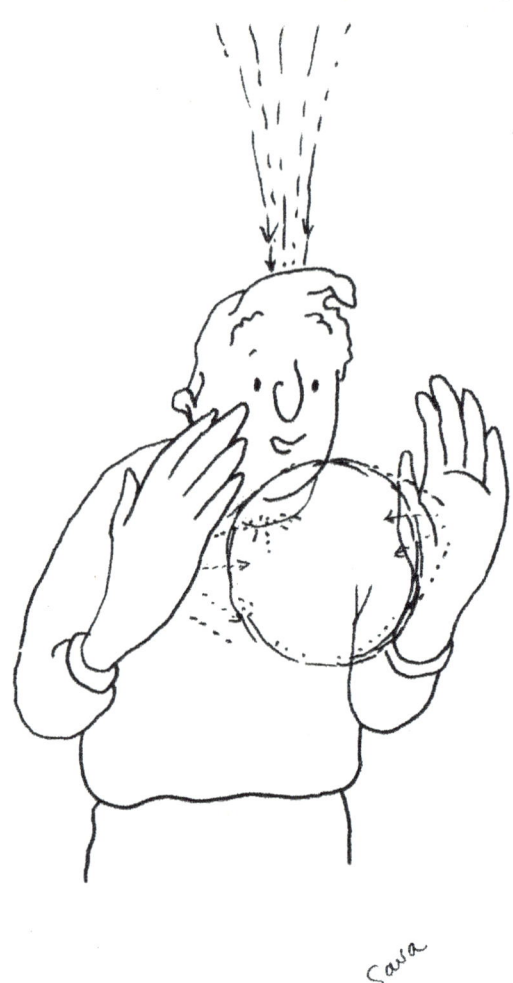

Die meisten Menschen sind in der Lage, die feinstoffliche Energie bereits beim ersten Versuch zu fühlen. Reibe ein oder zwei Minuten lang die Handflächen aneinander und lege sie wie zum Gebet zusammen. Führe sie auseinander und bewege sie vor und zurück. Vielleicht nimmst du dabei zwischen den Handflächen und den Fingern Lichtlinien wahr oder du spürst einen leichten Widerstand, stärker als Luft, eine gewisse Wärme oder ein Prickeln.

Gib der Energie die Möglichkeit, sich zwischen deinen Händen aufzubauen, bis sich eine Kugel bildet. Mache sie so groß, wie du dich mit ihr wohl fühlst. Fülle sie mit Energie. Fühle sie durch deinen Scheitel und deine Kehle dringen. Stelle dir bei jedem Einatmen vor, die Energie ströme direkt in diese Kugel.

Lasse sie vom Scheitel bis zu deiner Wirbelsäulenbasis hinabfallen und in die Erde sinken. Atme dabei ein. Fühle die Energie durch deinen Körper „zischen". Wenn du einen Energieschub benötigst, kannst du diese Übung anwenden.

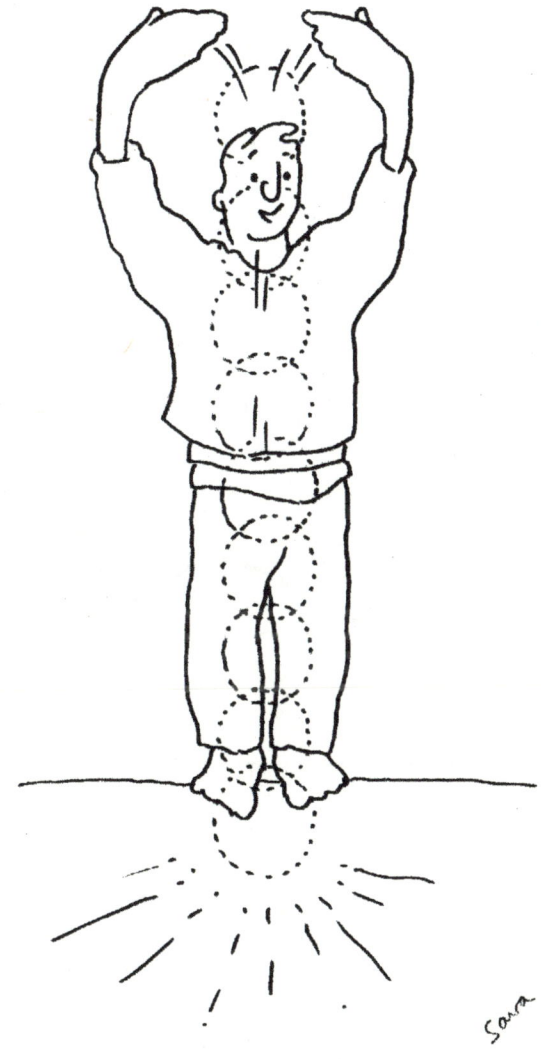

Kapitel 3

Es geht nur um die Schwingungen

Unter Schwingung versteht man die periodische Bewegung um eine feststehende Achse, wie bei der Entstehung des Klangs. Die niedrig oder langsam schwingenden Klangnoten sind die Grundnoten, die höher oder schneller schwingenden die Soprannoten. Auf der Zeichnung wird die schnellere und höhere Schwingung als Schlangenlinie und die langsame, niedrige Schwingung als Flatterlinie dargestellt.

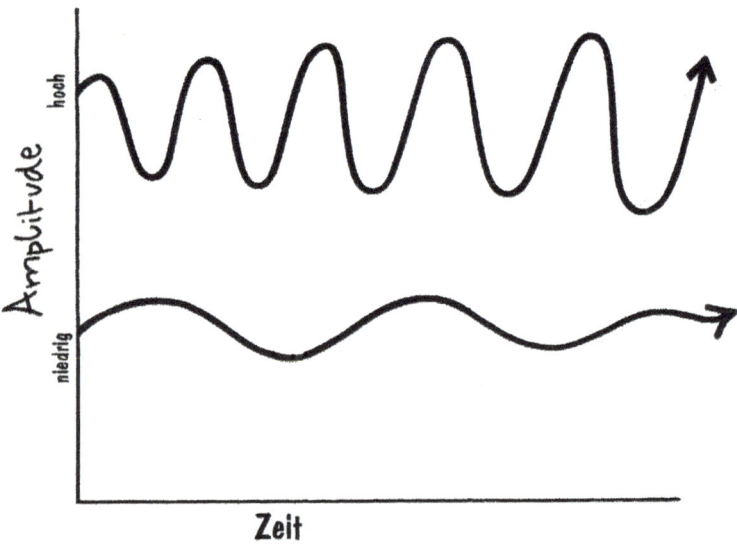

Unser Ätherkörper schwingt. Insbesondere die Chakras unterliegen Schwingungsschwankungen, die sie in verstärkter Weise beeinflussen. Im Hinblick auf die verschiedenen Erfahrungsaspekte speichert jedes Chakra im Laufe eines Lebens Erinnerungen, Erfahrungen und Wahrnehmungen. Einige schwingen sehr viel rascher als andere.

Im Gegensatz zu positiven Gefühlen, besitzen negative Emotionen eine niedrige Schwingungsrate. Die höchste ist die Liebe und die niedrigste die Angst. Wenn wir uns fürchten, vom Göttlichen getrennt fühlen oder starke negative Emotionen in uns aufwallen, verlangsamt sich unsere Schwingung. Dies kann sehr schnell eintreten. Wenn es häufiger geschieht, fällt unsere allgemeine Schwingungsrate ab.

Erfüllen uns Liebe, Freude, Glück und Friede und wir fühlen die Verbindung zum Göttlichen, schnellt unsere Schwingung empor. Menschen, die diese Gefühle häufig erleben, besitzen in den meisten Fällen eine hohe Schwingung. Man hat sie gerne um sich.

Es ist die Qualität unserer Gedanken, die unser Energiesystem in erster Linie beeinflusst. Negative, kritische, verurteilende und pessimistische Gedankengänge lassen unsere Schwingung langsamer werden, während liebevolle und glückliche Gedanken sie beschleunigen. Der Gedanke bildet ein Gefäß für die emotionale Schwingung und somit eine starke Einheit, die sich in unserem Leben positiv oder negativ auswirken kann.

Je höher die Schwingung, desto müheloser scheint das Leben zu werden, bis wir schließlich den Pfad der Gelassenheit und Heiterkeit erreicht haben. Diesen Zustand muss man sich erarbeiten. Dabei kann jede Kleinigkeit hilfreich sein. Jeder Versuch findet seine Belohnung und wird in die Analen eingehen. In dieser sogenannten Akasha-Chronik werden die Ereignisse, Schwingungen und karmischen Daten jeder einzelnen Seele aufgezeichnet. Aus Sicht der Seelenebene besitzt die Motivation den gleichen Stellenwert wie die Handlung selbst. Alles soll aus Liebe und zum Wohl der Gesamtheit geschehen. Auf diese Weise wird die Schwingung jedes einzelnen Menschen erhöht. Es kann auch trügerisch sein.

Unsere Aura dient unter anderem dazu, unsere einzelnen Körper zusammenzuhalten und einen gewissen Abstand zu den Körpern anderer zu wahren. Manchmal binden wir uns aus Liebe an einen Mitmenschen, was dazu führen kann, dass wir bis über den Tod hinaus mit ihm verhaftet bleiben, wie eine frühzeitig verstorbene Mutter, die ihren Kindern verspricht, sie nicht zu verlassen. Selbst wenn diese bereits erwachsen und selbst Mutter sind, wird die Bindung bestehen bleiben. Die Kinder bitten um Führung und halten die Stimme ihrer

Mutter für die ihrer eigenen Seele. Obwohl die Mutter zweifellos das Beste für ihre Kinder wünscht, entspringt es ihrer eigenen Sichtweise und blockiert die Sichtweise ihrer höher schwingenden Seelenebene. Aus diesem Grund wird ihr Rat weniger umfassend und genau sein, da die Blickweite fehlt.

Sophia, eine meiner Klientinnen, hatte ihre Mutter, zu der sie ein inniges Verhältnis besaß, verloren. Die Trauer und der Verlust wiesen ihr den Weg der Selbsterkenntnis und des geistigen Erwachens. Zu dem Zeitpunkt, in dem sie mich aufsuchte, lag der Tod der Mutter bereits einige Jahre zurück. Sophia hatte begonnen, regelmäßig zu meditieren. Ihr Geist öffnete sich. Dennoch fühlte sie sich verwirrt und wusste nicht, welchen Weg sie einschlagen sollte. Wiederholt tauchte der Gedanke in ihr auf, eine Gärtnerei zu eröffnen, was sie als göttliche Führung verstand. Da sie Pflanzen liebte, erschien ihr dieser Gedanke nicht abwegig zu sein, obgleich sie ein ungutes Gefühl bei der Sache verspürte. Nach eingehender Befragung erinnerte sie sich, dass ihre Mutter schon immer eine Gärtnerei betreiben wollte, aber niemals eine Gelegenheit dazu fand. Wir unterhielten uns mit der Mutter und machten sie darauf aufmerksam, dass sie sich am Energiefeld ihrer Tochter festklammerte. Sie klebte (buchstäblich) daran, aus Angst, ihre geliebte Tochter komme alleine nicht zurecht. Wir erklärten ihr, dass ihre Anwesenheit eine beherrschende Wirkung auf die Tochter ausübte und sie deren Willensfreiheit blockierte. Sophia hatte den Willen ihrer Mutter mit ihrem eigenen verwechselt. Mit viel Liebe und Dankbarkeit gelang es uns, der Mutter ihren Weg zu weisen, und Sophia kam niemals mehr der Gedanke an eine Gärtnerei. Sie verfolgte ihre eigenen Ziele, führt die beste Heilklinik, die ich kenne, und hilft unzähligen Menschen heute mit ihrer Liebe, Wärme und ihrem Licht.

In den *Heilige Alchemie*-Seminaren und Workshops unterstützen wir die Teilnehmer, derartige Verbindungen liebevoll zu lösen, um die innere Stille zu gewinnen. In dieser Stille kann die Seelenstimme vernommen werden.

Um unsere Schwingung zu erhöhen, sollten wir einige Kernpunkte beachten:

1. Vermeide es, negative Gedanken zu hegen und wie eine beschädigte Schallplatte beständig die alten Dinge zu wiederholen. Es macht alles nur noch schlimmer.
2. Vermeide es, dich in der sich abwärts drehenden Spirale negativer Emotionen zu verfangen. Derartige Emotionen sind durchaus in Ordnung, aber man muss lernen, sie durchfließen zu lassen. Dann können sie sich ganz einfach wieder in Fröhlichkeit verwandeln. Hast du schon einmal ein kleines Kind beobachtet? Kinder schreien los, weil sie nicht zwanzig Tafeln Schokolade haben können, und in der nächsten Minute lachen sie und haben den Ausbruch vergessen. Erwachsene neigen dazu, an ihrem Groll festzuhalten und ihn hundertfach zu begründen. Lasse los.
3. Meditiere in einer Weise, die deine Energie positiv beeinflusst.
4. Sai Baba meint: „Hilf immer. Verletze niemals." Anderen zu helfen, öffnet unser Herz, macht uns glücklich, gibt uns ein gutes Gefühl und ist gut. Der geistig Suchende strebt die Harmlosigkeit in Gedanken, Worten und Werken an, um seine Schwingung auf eine Ebene zu erheben, auf der er mit den Lehrern der inneren Ebenen und den erhabenen Lichtwesen zu kommunizieren vermag.

Unsere Schwingung beeinflusst unsere Lebensenergie. Wenn du deinen Geist entfalten willst, behandele deine Schwingung als eines deiner kostbarsten Güter.

Kapitel 4

Das ätherische Doppel

Unser Ätherkörper besitzt dieselbe Gestalt wie unser physischer. Menschen, die nach einem Unfall einen Arm oder ein Bein verloren haben, berichten oft, dass sie das amputierte Glied immer noch spüren. Dies liegt daran, dass das ätherische Doppel weiterhin bestehen bleibt. Sie nehmen Schmerz, Juckreiz, Kribbeln und andere Empfindungen wahr, weil der ätherische Teil *nicht* amputiert wurde. Diese Menschen sollte man über ihren Ätherkörper aufklären und ihnen den Weg der Selbstheilung weisen, damit sie solche unangenehmen Empfindungen zu überwinden verstehen.

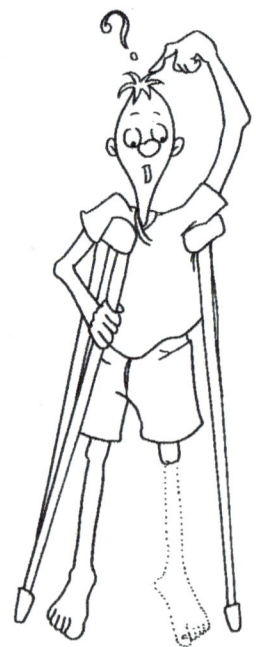

Aber ich fühle noch meinen Fuß!?

Unser physischer Körper richtet sich nach dem ätherischen Entwurf. Diese enge Beziehung mag für jene von Interesse sein, die ihre Körperform verändern möchten. Abgesehen von einem operativen Eingriff, kann eine dauerhafte Veränderung wahrscheinlich nur erreicht werden, wenn sich das ätherische Selbst (bewusst oder unbewusst) wandelt.

Eine einfache Übung lässt uns das ätherische Doppel erkennen.

1. Halte beide Fäuste vor dir.
2. Strecke die Zeigefinger aus und führe sie so nahe zueinander, bis sie sich fast berühren.
3. Konzentriere deinen Blick auf den Abstand zwischen den beiden Fingern.
4. Atme, entspanne dich.
5. Versuche, deinen Ätherkörper zu sehen. Was siehst du? Die meisten Leute nehmen in diesem Zwischenraum einen weißen Lichtschein wahr, der die Finger entlang läuft. Dies ist ein Teil des Ätherkörpers.

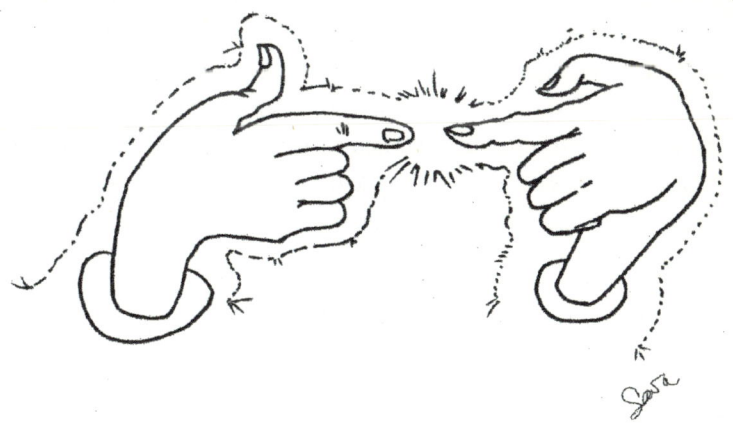

Eine einfache Übung lässt uns das ätherische Doppel erkennen.

DIE MERIDIANE

Die Meridiane gleichen einem Spinnennetz aus Energieströmen, die den Ätherkörper durchziehen und die Energiezentren oder Chakras miteinander verbinden, was eine Kommunikation mit der Ätherhülle ermöglicht. Obwohl sie auf einer anderen Ebene tätig sind, entsprechen die Meridiane in gewisser Weise dem physischen Nervensystem.

Ein klassisch geschulter Akupunkteur arbeitet mit diesen Energiebahnen. Aufgrund der Pulsdiagnose kann er feststellen, was mit dem Patienten nicht in Ordnung ist, und weiß, welche Energiebahnen blockiert sind. Er kennt die Punkte, die genadelt werden müssen, um die Blockade zu lösen.

Gibt es keine Blockade, verläuft die Akupunktur völlig schmerzlos. Liegt eine Blockade vor, kann sie starke Schmerzen hervorrufen, die jedoch rasch verfliegen, sobald der Energiestau beseitigt wurde. Gewöhnlich gleite ich bei einer solchen Behandlung in einen Zustand tiefen Friedens, und während die Meridiane angeregt werden, fühle ich, wie die Energie meinen Körper harmonisch umfließt.

Eine Shiatsu-Massage bringt den gleichen Effekt. Entlang der Meridiane dringt sie tief ins Gewebe ein und befreit den Körper von bestehenden Energieblockaden, was sehr schmerzhaft sein kann.

Die Iris-Diagnose gibt Aufschluss über den körperlichen Gesundheitszustand. Auf der Ätherebene verbinden die Meridiane die Augen mit allen Körperteilen. Ähnlich verhält es sich mit der Reflexzonen-Therapie, bei der die Meridiane der Füße bearbeitet werden und somit der gesamte Körper energetisiert wird.

DIE ZWEI HAUPTMERIDIANE

Es gibt zwei Hauptmeridiane, die mikrokosmische Kreisbahn und die Lichtsäule.

Die mikrokosmische Kreisbahn

Die mikrokosmische Kreisbahn verläuft, vom Mund ausgehend, an der vorderen Körperseite zu dem zwischen dem After und den Fortpflanzungsorganen gelegenen Perineum. Von dort aus nimmt der Meridian seinen Weg über die Wirbelsäulenbasis, den Nacken und Hinterkopf hinauf zum Scheitel und läuft dann über die Stirn wieder nach unten, um am Gaumen zu enden.

Nur wenn die Lücke zwischen diesen beiden Bahnen geschlossen ist, vermag die Energie zu zirkulieren. Um dies zu erreichen, rollt man die Zungenspitze nach hinten und drückt ihre Unterseite gegen den Gaumen. Auf diese Weise wird die mikrokosmische Bahn gekräftigt und kann verschiedentlich eingesetzt werden, wie bei tantrischen Übungen und fortgeschrittenen Yoga-Praktiken zur Erweckung der Kundalini. Bei der Kundalini handelt es sich um eine heilige feurige Energie, die an der Wirbelsäulenbasis ruht. In einem Yogi, der sie zu beherrschen weiß, ruft die Anregung der Kundalini scheinbar wundersame Eigenschaften hervor. Bevor nicht eine solide Entwicklung auf vielen Ebenen stattgefunden hat, birgt ihre Aktivierung gewisse Gefahren und sollte daher nur unter Anleitung eines hoch entwickelten spirituellen Lehrers geschehen.

Die mikrokosmische Kreisbahn anzuregen, geschieht gefahrlos. Man schließt sie, indem man die Zunge an den Gaumen legt. Diese Mudra (Fingerstellung) sollte möglichst oft eingenommen werden, um die Energie zu stärken.

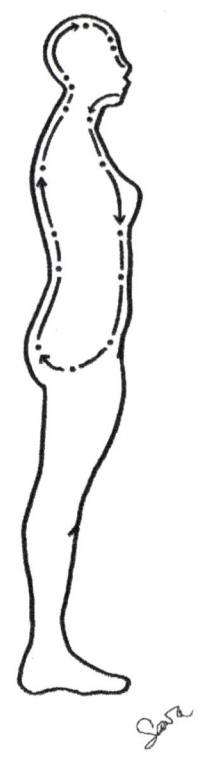

Mikrokosmische Kreisbahn

Die Lichtsäule

Der andere große Meridian, die zentrale Lichtsäule in uns, entströmt der göttlichen Quelle, durchfließt Tausende von Energiezentren und schwächt die Energie und Schwingung bis zu dem Grad ab, dass wir sie in unserer irdischen Existenz verwenden können. Diese zentrale Säule tritt über das Scheitel-Chakra in den Körper, verlässt ihn durch das Wurzel-Chakra und dringt in die Erde. Wird sie angeregt, gleichen wir einem mächtigen Lichtstrom, der den Himmel (innere Welt) mit der Erde (äußere Welt) verbindet. Der Begriff „Kirchensäule" leitet sich von dieser geistigen Lichtsäule in uns ab.

Eine der tiefsten Meditationen, die ich kenne, bezieht sich auf den Aufbau dieser Säule durch die Verstärkung der beiden Enden.

Bei den meisten Leuten lässt sich die Lichtsäule kaum erkennen, da sie eher Baumwollfäden gleicht. Heilen, Beten und Meditieren tragen dazu bei, die Säule über Tausende von Inkarnationen Faden um Faden aufzubauen. Man kann es mit einer Kabelverbindung vergleichen. Ein schadhaftes Kabel wird von unserem Fernsehgerät weder Ton noch Bild übertragen.

Ähnlich verhält es sich mit der Verbindung zu unserem höheren Selbst. Bauen wir eine Lichtsäule auf, werden wir uns dieser hohen Ebene bewusst. Um dies zu erreichen, bedarf es einer Menge Übung, was schließlich dazu führt, dass wir die höhere Führung und die Wirklichkeiten der inneren Ebenen ungetrübt wahrnehmen.

Die Fähigkeit, zwischen der Stimme der Seele und der des Verstandes zu unterscheiden, erfordert Übung, praktisches Probieren und eine mächtige Lichtsäule. (In meinem *Alchemie*-Workshop wird auf die Kunst geistiger Wahrnehmung eingegangen.)

Lichtsäulen-Meditation

Diese machtvolle Meditation:
- Kräftigt unseren Energiekörper in seinem Kern.
- Verbindet uns mit der Erde (äußeren Welt) und dem Himmel (der inneren Welt).
- Stellt das Gleichgewicht unserer Aura wieder her, wenn sich diese in ihrem oberen oder unteren Bereich übermäßig stark ausdehnt.
- Kräftigt unsere Aura und unser Energiefeld ganz allgemein.
- Stärkt und entwickelt den Lichtsäulen-Meridian.
- Lässt uns sehr rasch in unserer Mitte ruhen.
- Entfaltet das Scheitel- und das Wurzel-Chakra.

Ausübung der Lichtsäulen-Meditation
1. Lege die Unterseite der Zungenspitze an den Gaumen, damit sich die mikrokosmische Kreisbahn schließt.
2. Atme ein und stelle dir beim Ausatmen vor, wie der Atem deinen Körper durch das Wurzel-Chakra verlässt und tief in die Erde eindringt.

3. Atme durch das Wurzel-Chakra in den Lichtsäulen-Meridian ein. Stelle dir vor, wie die gesunde, reine Erdenergie durch dein Körperinneres emporströmt, durch dein Scheitel-Chakra nach außen tritt und die vielen Energiezentren durchfließt, die zwischen deinem Scheitel-Chakra und dem Allerhöchsten liegen. Siehe sie deine feinstofflichen Körper und alle Ebenen durchziehen. Fühle die Energiebewegung.

4. Atme die Energie Gottes/der Göttin ein. Führe sie durch die zahlreichen Chakras oberhalb des Kopfes sowie durch dein Scheitel-Chakra in den Lichtsäulen-Meridian herunter und lasse sie durch das Wurzel-Chakra in die Erde dringen.

5. Wiederhole die Schritte zwei, drei und vier drei- bis siebenmal.

6. Beende die Übung, indem du die Erdenergie in dein Herz-Chakra emporziehst.

7. Sprich laut oder innerlich: „Ich bin mit der Erde verbunden. Ich bin eins mit Gott und dem All. Ich bin ein göttliches Wesen der Liebe. Durch die Gnade Gottes, so sei es."

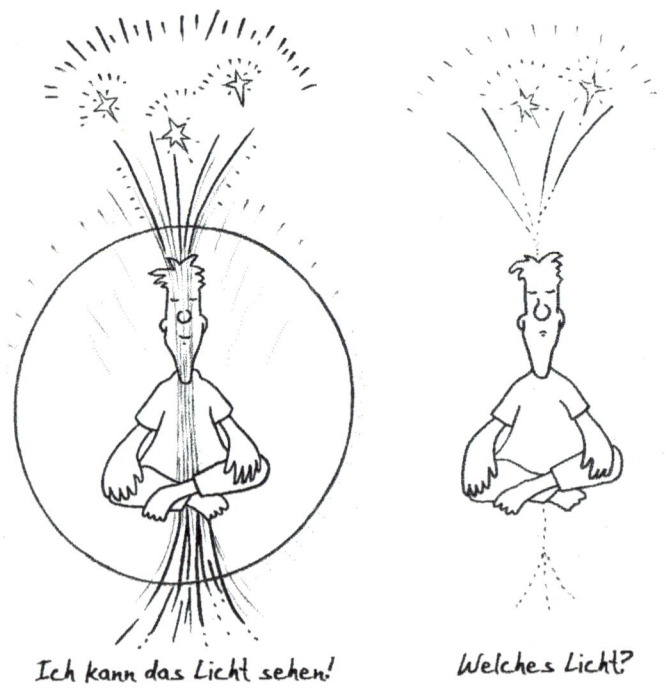

Ich kann das Licht sehen!   Welches Licht?

Kapitel 5

Die Beschaffenheit deiner Aura

Die Aura gleicht einer Energieblase, in der wir leben. Ihr Erscheinungsbild hängt weitgehend von der Stärke unseres Autoimmunsystems ab. Sie wirkt als Instrument der Sinneswahrnehmung und beherbergt unsere feinstofflichen Körper (vergleichbar mit einer Matroschka, einer Holzpuppe mit ineinander gesetzten kleineren Puppen, von denen der physische Körper die kleinste und das höhere Selbst die größte Puppe ist).

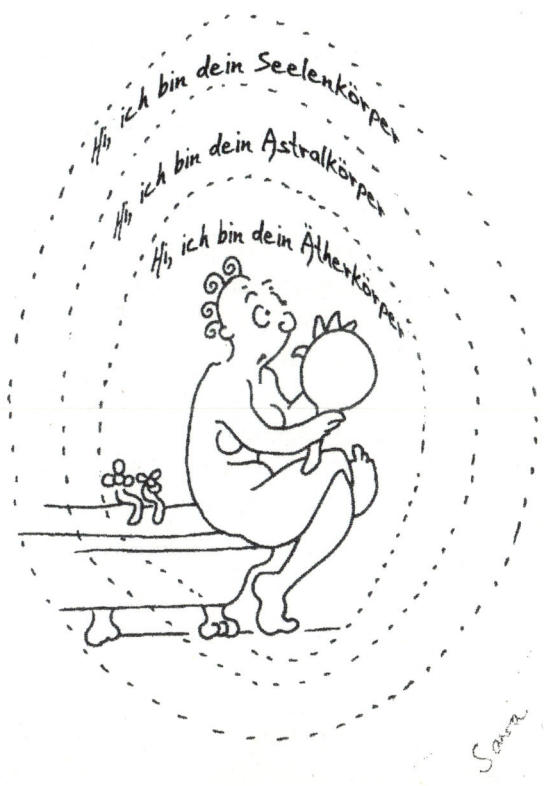

Die Aura arbeitet auf physischer, ätherischer, mentaler, emotionaler und geistiger Ebene sowie durch die entsprechenden Körper dieser Ebenen. Was in einem unserer Körper geschieht, wirkt sich auf alle anderen aus. Eine physische Verletzung wird den Ätherkörper beeinträchtigen und dieser wiederum die übrigen Körper.

Eine heftige Erregung wird den Astralleib in Mitleidenschaft ziehen und dieser seinerseits den Ätherkörper beeinflussen, der dann mit anderem ungelösten Astralmaterial vollgepfropft und zur Krankheitsursache werden kann. Begegnet man der Angelegenheit in der richtigen Weise, wird dies wahrscheinlich nicht eintreten. Man muss sich eingehend mit dem Sachverhalt auseinandersetzen, damit kein negatives Umfeld zurückbleibt. Den meisten Menschen mangelt es an der Fähigkeit, mit anhaltenden oder ernsthaften Problemen und Konflikten in einer Weise umzugehen, die ihrem Äther- und ihrem physischen Körper weniger Schaden zufügen. Diese Fähigkeit kann man erlernen.

Mit Hilfe der Kirlian-Photographie lässt sich die Aura, die uns wie eine Lichthülle umgibt, sichtbar machen. Sie wurde in Russland entwickelt und vermag feinstoffliche Energie bildlich festzuhalten. Sie fängt unglaubliche Farbfrequenzen der Aura ein. Diese spezielle Photoausrüstung ist in einigen New Age Läden zu finden.

Die Farben der Aura wechseln ständig und beziehen sich sowohl auf vorübergehende als auch auf lang anhaltende Gegebenheiten. Aus diesem Grunde messe ich ihnen keine allzu große Bedeutung bei, es sei denn, sie sind trüb, bräunlich oder schwarz. Solche Farben sind ein Zeichen von Krankheit und Negativität. Eine regelmäßige gründliche Reinigung der Aura beseitigt diese düsteren Farben.

Eine gesunde Aura ist hell und lebendig, gleichgültig, welche Farben sie durchziehen. Aus höherer Ebene kann jedes Lebewesen an seiner Farbfrequenz erkannt und identifiziert werden, ähnlich wie wir durch unsere Namen oder unsere Unterschrift. Entwicklung, Leistungen und Stärken des Individuums lassen sich anhand des Farb- und Schwingungsspektrums wahrnehmen.

Gold ist die Farbe des Christus-Bewusstseins. Jemand, dessen Aura viel Gold aufweist, besitzt einen hohen Entwicklungsgrad. Menschen mit einer goldenen Aura haben die innere Transformationsarbeit abgeschlossen, die Voraussetzung dafür, dass das Christuslicht durch sie hindurch leuchten kann. Eine solche Person ist Gold wert und ein wunderbarer Wegweiser für die geistige Entwicklung. Die Theorie zu verstehen, das ist eine Sache, eine andere, sie in die Tat umzusetzen, um dem Licht die Möglichkeit zu geben, hindurch zu leuchten. Der Heiligenschein, den man auf alten religiösen Gemälden findet, beweist, dass jene Maler diesen Gedanken erfasst haben.

Eine ausladende, strahlende und lebendige Aura ist ein Zeichen von Gesundheit und Wohlbefinden. Eine graue, schlaff herunterhängende Aura beweist, dass sich die Person nicht wohl fühlt und über wenig Energie verfügt. Eine gesunde Aura wirkt auf andere Menschen anziehend, gleichgültig ob sie von ihnen wahrgenommen wird oder nicht. Sie strahlt Lebensfreude, Vitalität und Energie aus.

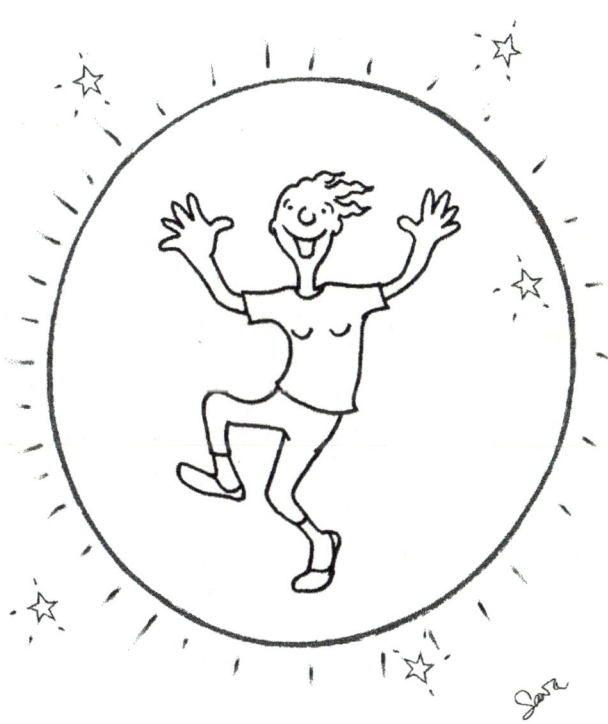

Lebendige, starke Aura

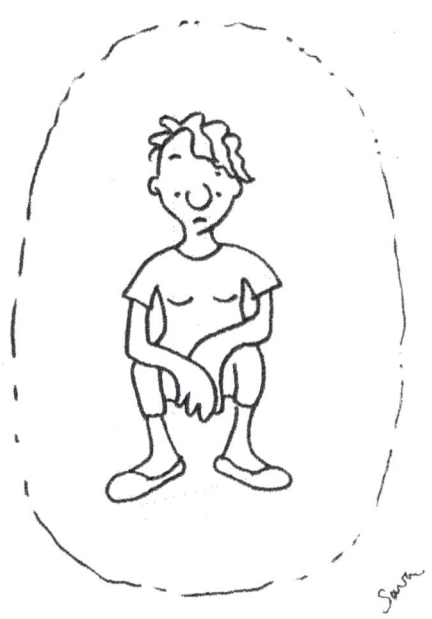

Schlaffe, schwache Aura

Man kann die Aura nicht nur sehen, sondern auch mit der Hand fühlen. Die meisten Menschen besitzen diese Fähigkeit. In meinen Workshops gelingt es über neunzig Prozent, sie bereits am ersten Tag bis zu einem gewissen Grad zu ertasten. Mit ein wenig Übung lässt sich zumindest eine gewisse Energie spüren. Ich benötigte sieben Monate, um ein Gefühl für Auren zu entwickeln. Abgesehen von meinem langsamen Beginn, reagiere ich heute sehr empfindsam darauf und spüre sofort das Energiefeld mit der Hand. Unzählige Stunden habe ich dafür geübt. Diese Fähigkeit nennt man Hellfühlen oder Abtasten.

Die Aura bildet unseren persönlichen Raum. Werden wir von anderen eingeengt, fühlen wir uns oft unwohl. Menschen mit einer starken Aura, die sich in unserer Nähe aufhalten, durchdringen uns mit Energie, was sich angenehm anfühlt, wenn es sich um eine klare Energie handelt. Lasten Streitsucht und negative Emotionen auf ihr, fühlt sie sich schrecklich an, und wir sehen uns gezwungen, Abstand zu gewinnen.

Ärgerliche Auseinandersetzungen oder passive Aggression verbiegen die Aura. Verschließen wir uns vor der Energie eines anderen Menschen, selbst eines Familienmitglieds, wird dies in der Aura sichtbar. In ihrem Buch *Light Emerging* finden sich von Barbara Brennan anschauliche Illustrationen von Auren, die sich um aggressive, defensive, herrische, empfindsame und andere Personen bilden.

VERBOGEN

Im Normalfall handelt es sich bei der Aura um ein Ovoid, in dem der physische Körper in seiner eigenen Energie ruht. Wenn wir uns beugen, verbiegen wir unsere Aura und unsere Chakras im wahrsten Sinne des Wortes.

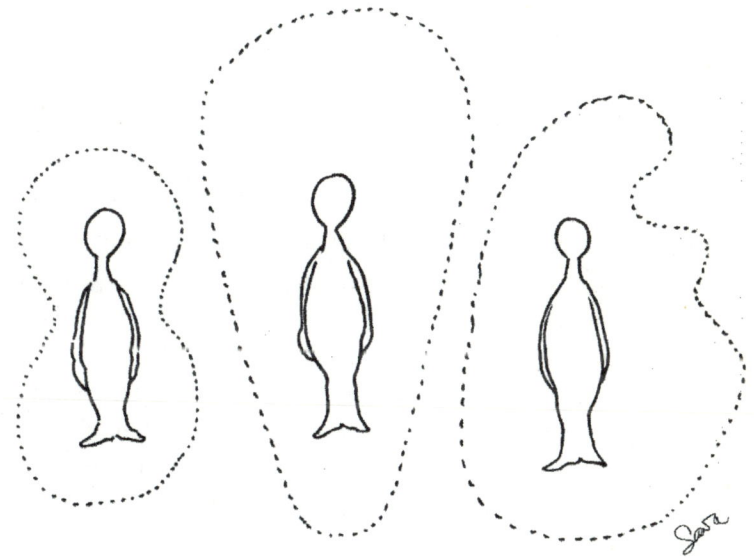

Als Reaktion auf unsere Gefühle und von außen kommende Reize befinden sich die Aura und die Energiezentren in ständiger Bewegung. Wird die Aura regelmäßig in dieselbe Richtung gezogen und gestoßen, neigt sie dazu, sich in diese Richtung zu entwickeln, vergleichbar mit einer Pflanze, die der Gärtner in einer bestimmten

Weise beeinflusst, um eine gewisse Wirkung zu erzielen. Die Pflanze kompensiert die ihr auferlegte Einschränkung damit, dass sie versucht, den einfachsten Weg zu finden, um die nötige Energie zu erlangen, was sich auf ihre Form auswirkt. Das Gleiche widerfährt dem Menschen unablässig, auch wenn es sich dabei um einen unbewussten Prozess und vielfältigere Einflüsse handelt.

Viele Menschen sind aus dem Gleichgewicht geraten, was sich in ihrer Aura bemerkbar macht. Man kann lernen, diesen Prozess und die Gestalt des zukünftigen Ichs besser zu steuern.

Folgende Unausgewogenheiten der Aura sind leicht erkennbar.

Yin und Yang

Im Taoismus wird alles als Gleichgewicht zwischen zwei entgegengesetzten Kräften, der weiblichen Energie Yin und der männlichen Energie Yang, betrachtet. Diese beiden Energien werden vor allem dem Mann (Yang) und der Frau (Yin) zugeordnet, was nicht zutreffend ist, da jeder Mensch über beide Aspekte verfügt. Das Geschlecht spielt keine Rolle.

Die Yin-Energie wird als die weibliche Energie des Seins betrachtet. Sie ist sanft, empfänglich, aufnahmefähig, einfühlsam, intuitiv, ergeben, methodisch, annahmebereit, gelassen, gütig und umsorgend. Sie macht sich vor allem in der rechten Gehirnhälfte und in der linken Körperseite bemerkbar, die von dieser beherrscht wird.

Die männliche Yang-Energie ist die Energie der Tat. Sie ist aktiv, einleitend, nach außen gerichtet, sprachorientiert, logisch, übermäßig streng, leistungsorientiert, dominierend, warm und expansiv. Sie macht sich vor allem in der linken Gehirnhälfte und der von ihr beherrschten rechten Körperseite bemerkbar.

Viele Menschen leiden unter einem gewaltigen Ungleichgewicht dieser beiden Energien, was sich in der Aura widerspiegelt. Interessanterweise ziehen sie solche Menschen an, bei denen das entgegengesetzte Ungleichgewicht herrscht, und schaffen so eine Art Yin/Yang-Harmonie untereinander.

Sich an eine andere Person zu hängen, um sein Gleichgewicht zu gewinnen, führt zu Problemen und ist Schwankungen unterworfen. Es kommt zur gegenseitigen Abhängigkeit, einem wilden Auf und Ab. Es ist weitaus besser, sein eigenes inneres Gleichgewicht zu erlangen und dann einen Partner zu finden, der ebenfalls ausgeglichen ist.

Zu viel Yin

Die Aura eines Menschen mit zu viel Yin bauscht sich an der linken Seite aus, während sie rechts verhältnismäßig schmal ausfällt. Eine solche Person zeigt sich eher aufnahmebereit, als dass sie selbst die Initiative ergreift. Wahrscheinlich fällt es ihr ausgesprochen schwer, die Dinge in die Hand zu nehmen, sich anzupassen, einzufühlen und sensitiv zu reagieren. Sie mag künstlerisch und einfallsreich veranlagt sein, aber es fehlen ihr die eher anspruchsvollen Yang-Eigenschaften. Solche Menschen sind nicht in der Lage, die Strukturen zu schaffen, um die erwünschten Dinge und Umstände Wirklichkeit für sie werden zu lassen. Ihr Yang ist verschwunden und hinterlässt ihnen das verletzbare Yin. Die Aura einer solchen Person kippt eindeutig nach links.

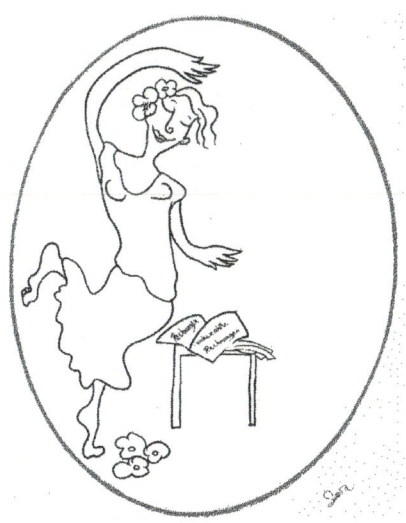

Ist die Aura zu weiblich (Yin), neigt sie nach links.

Zu viel Yang

Die Aura eines Menschen mit zu viel Yang bläht sich an der rechten Seite auf, während sie links verhältnismäßig flach bleibt. Eine stark Yang ausgerichtete Person weiß, was sie will, ist logisch, rational und erwägt das Für und Wider. Solche Menschen betrachten Gefühle, Beziehungen, Spiritualität, Einfühlungsvermögen und dergleichen als Herausforderungen oder halten sie für belanglos. Yang-Typen gelingt es, Geld zu machen, ein Geschäft zu führen und die Dinge in die Hand zu nehmen. Die Yang-Energie ergreift die Initiative und ist an weltlicher Macht interessiert. Sie strukturiert und urteilt nach Ergebnissen. Bei einem starken Yang-Ungleichgewicht und einem mäßig entwickelten Herz-Chakra können die Mittel den Zweck heiligen. Der Schwerpunkt liegt auf der Form, weniger auf der Essenz des Lebens. Die Aura einer solchen Person kippt eindeutig nach rechts.

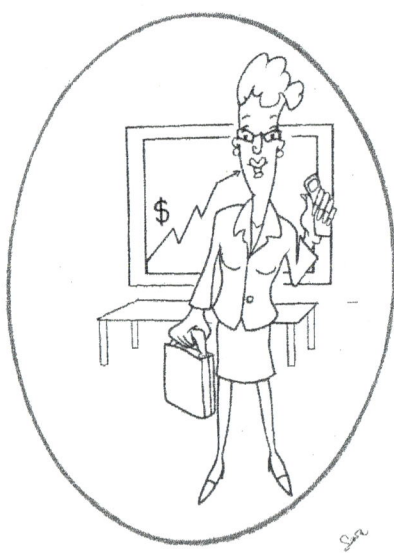

Ist die Aura zu männlich (Yang), neigt sie nach rechts.

Beide Arten von Ungleichgewicht schränken ein. Es sollte ein Gleichgewicht hergestellt werden.

In der Vergangenheit oder in der Zukunft leben

Manche Menschen grübeln über Dinge nach, die sie vor langer Zeit erregt haben, was sie buchstäblich zurückwirft. Zu viel Zeit in der Vergangenheit zu verbringen, beschwert den rückwärtigen Bereich der Aura und bläht sie nach außen.

In der Klinik begegne ich oft Menschen, die in jungen Jahren viel Leid erfahren haben. Einigen gelingt es loszulassen, denjenigen, die sie verletzt haben, zu verzeihen und voranzuschreiten. Bei diesen Leuten zeichnen sich die alten Verletzungen weniger stark in ihrem Energiefeld ab und sie „kippen nicht nach rückwärts".

In anderen Fällen haken sich die Leute noch nach zwanzig oder dreißig Jahren an den damaligen Auseinandersetzungen fest. Sie sprechen über ihre Scheidung, ihren geschiedenen Mann oder ihre geschiedene Frau, als sei der Bruch erst in der letzten Woche oder im vergangenen Jahr geschehen. Sie sind unfähig, sich energetisch davon zu lösen und befassen sich in Gedanken immer wieder damit. Dieses Verhaftetsein schwächt die ihnen zur Verfügung stehende Energie, um ihr gegenwärtiges Leben zu leben. Ihr Leistungskreis ist teilweise mit uralten Geschichten verknüpft. Die emotionale Energie, die sie aufgestaut haben, nimmt oft ein Ausmaß an, dass sie nach rückwärts gezogen werden.

Sich ständig um die Zukunft zu sorgen, ruft die gleiche schwächende Wirkung hervor, und die sich aufbauende Energie stößt die Aura nach vorne.

Der Schwerpunkt liegt im gegenwärtigen Augenblick. Wenn wir unsere Energie in das Jetzt zurückrufen, werden wir in der Lage sein, ein ausgeglichenes und erfolgreiches Leben zu führen.

Kein Land in Sicht

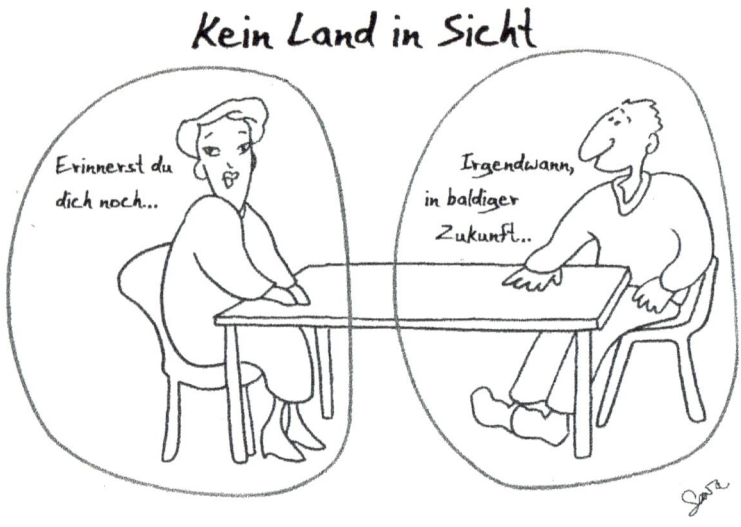

Waffeltüte oder Glocke

Manche Menschen besitzen eine Aura, die einer Glocke ähnelt, oben schmal und unten breit. Diese Leute leben hauptsächlich in der physischen Welt. Die Entwicklung der unteren Energiezentren hat die Aura im unteren Bereich erweitert, was nach oben hin ausgeglichen werden muss. Nur dann vermögen sie ihren Geist zu entfachen. Solche Menschen sind praktisch veranlagt und verstehen es, Geld zu machen. Für sie bedeutet die Wirklichkeit das, was man berühren kann. Ich kannte viele erfolgreiche Rechtsanwälte, die bei der Ausübung ihres Berufes eine im unteren Bereich stark ausgedehnte Aura und große Chakras besaßen.

Bei anderen Menschen gleicht die Aura einer Waffeltüte, oben breit und nach unten spitz zulaufend. In diesen Fällen gilt die Hauptaufmerksamkeit dem geistigen Aspekt, während der weltliche Bereich zu kurz kommt. Diesen Menschen fällt es gewöhnlich nicht schwer, sich mit der geistigen Ebene zu verbinden, Energie zu fühlen oder zu sehen oder an Elfen und Engel zu glauben; aber sie vergessen, ihr Scheckbuch auszugleichen und haben Mühe, etwas zustande zu bringen. Es fällt ihnen schwer, Geld zu verdienen, und sie ziehen es vor, die physische Welt möglichst oft zu transzendieren. Orthodoxe spirituelle Lehrer haben gepredigt, dass die irdische Seite des Lebens voll von Versuchungen und Übeln sei, was die auf das Jenseits ausgerichtete Einstellung gefördert hat.

Obwohl wir es nicht immer verstehen mögen, scheinen wir aus gutem Grund auf dieser Erde zu weilen, und das irdische Dasein besitzt wohl die gleiche Bedeutung wie unsere göttliche Heimat, das jenseitige Reich. Aus diesem Grund sollten wir beide Welten entsprechend achten und uns auf allen Ebenen entwickeln. Wir müssen uns um ein Gleichgewicht bemühen, damit das Leben auf Erden mit himmlischer Energie durchdrungen werden kann, um deren Verfügbarkeit jene wissen, deren Ätherkörper sich im oberen Bereich weit ausdehnt.

Ein nicht ausbalancierter Ätherkörper engt unsere Fähigkeit ein, göttliche Energie und Eingebungen aus der inneren Welt in die Welt der Form einfließen zu lassen. Wir sollten uns entwickeln, indem wir ein Gleichgewicht und die Fähigkeit anstreben, den geistigen Aspekt in unseren irdischen Alltag einzubauen.

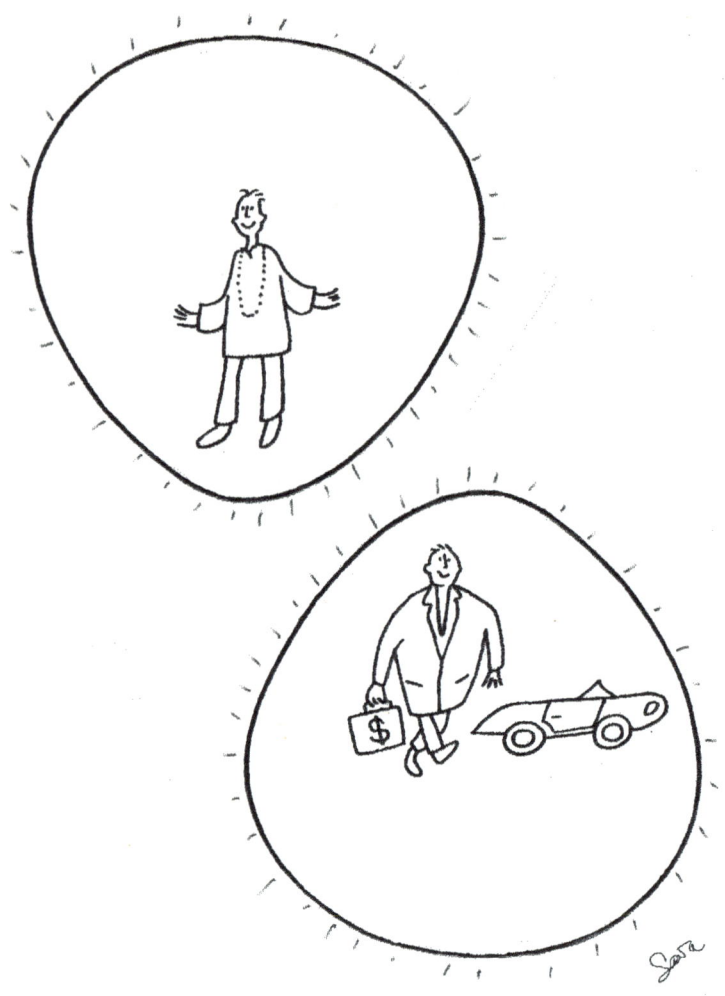

Risse und Löcher

Risse und Löcher in der Aura kann man nicht nur sehen, sondern
auch fühlen. Verschiedene Faktoren spielen bei ihrer Entstehung eine
Rolle, wie Drogen (Risse), Schock oder schwerwiegende Verletzungen. Sie können geheilt werden, und die betreffende Person fühlt sich
danach völlig anders. Zur Heilung bedarf es der Seelenenergie.

Raucht jemand regelmäßig Marihuana, entstehen in der Aura Löcher, die aussehen, als habe jemand eine Kanonenkugel hindurch geschossen. Ich sehe ein großes, rundes, klaffendes Loch. Manche Leute werden nicht in dieser Weise beeinträchtigt, während es andere bereits beim ersten Mal trifft. Leider kann jede vorüberziehende Energie ein und austreten, sobald sich in der Aura Risse gebildet haben. Dazu gehören auch nicht-physische Lebensformen. Sie können durch ein Loch eindringen und die Person teilweise beherrschen, was zu Schizophrenie führt.

Tastet man die Aura mit der Hand ab, lassen sich solche Löcher feststellen. Sie fühlen sich wie eine Delle oder Stellen an, an denen die Energie fehlt. Sie können wiederhergestellt werden. Dennoch bleibt der befallene Bereich oft geschwächt, und der Betreffende muss innerlich daran arbeiten, ihn gesund zu erhalten. Es dürfen keine weiteren Drogen mehr genommen werden, ansonsten tritt das Problem erneut auf.

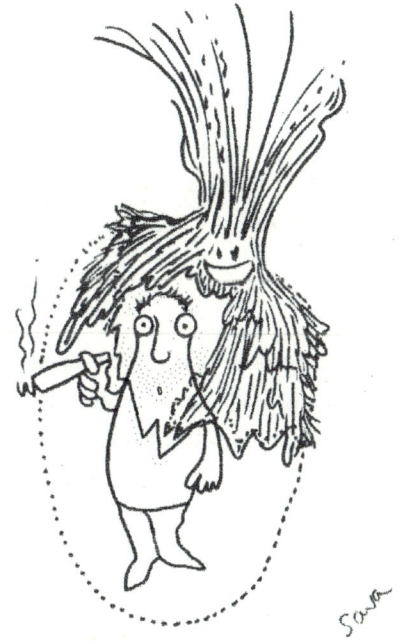

Besetzung der rissigen Aura eines Drogenkonsumenten

Verknüpfungen

Aus der Sicht unseres irdischen Körpers sind wir offensichtlich voneinander getrennt. Die Vorstellung, miteinander verbunden zu sein, ist auf dieser Ebene begrenzt. Begeben wir uns in den Bereich unseres ätherischen, astralen und Seelenkörpers, wird dies verständlicher.

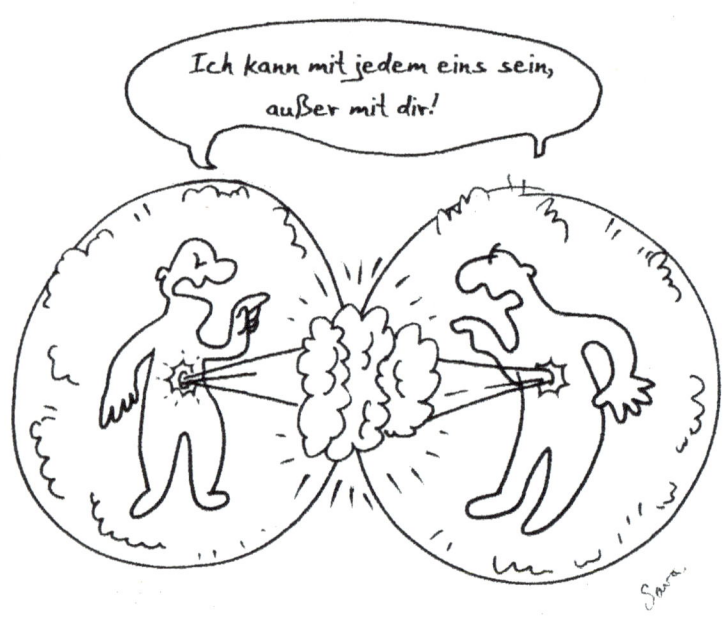

Es bestehen Verbindungen zwischen Menschen, die, oberflächlich betrachtet, keineswegs glücklich darüber sind. Jede Auseinandersetzung schafft eine Energieverbindung. Solche Verbindungslinien rufen Ärger hervor, und die Energie springt in einer Weise zwischen den Menschen hin und her, dass es zu Feindseligkeiten kommt. Durchtrennen wir diese Linien und fordern unsere Energie zurück, geschehen erstaunliche Dinge, und es kehrt wieder Frieden in unser Leben ein.

Bei jeder zwischenmenschlichen Beziehung bewegen sich feine Energielinien zwischen den Auren. Eine starke, mit Emotionen beladene Energie bildet dicke, fette Linien. Solche Energiefäden verknüpfen uns mit unserem Gegenüber. Dies ist durchaus in Ordnung, wenn es sich um eine Person mit einer leichten Schwingung handelt, sie sich uns gegenüber warmherzig, liebevoll und freundlich verhält und unser Bestes will. Leider sind nicht alle unsere Beziehungen derartig beschaffen. Man denke nur an den Arbeitskollegen, den Ex-Freund, die geschiedene Frau oder die Schwiegermutter.

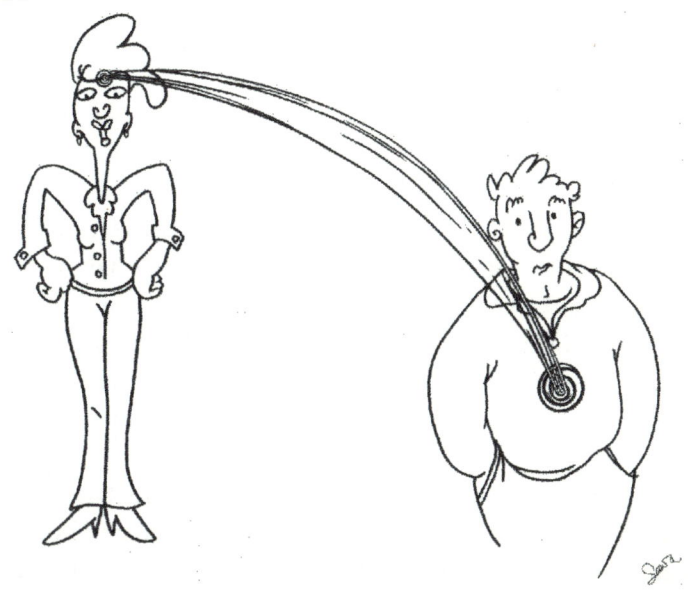

Ich wünschte, er ginge mir aus dem Kopf

Wie würdest du reagieren, wenn du aus verlässlicher Quelle erfahren müsstest, dass du immer noch an sie gebunden bist? Die meisten Menschen, die ich darauf anspreche, sind entsetzt und rufen: „Schneide sie ab!" Wie dies geschieht, zeige ich an späterer Stelle.

Lachlan, ein warmherziger, sanftmütiger und gut aussehender junger Mann suchte mich wegen seiner unbeherrschten Wutanfälle auf. Er war gerade von der Schule verwiesen worden, da er einen Lehrer geschlagen hatte. Ich erkundigte mich nach der Familiengeschichte, und sein Vater, Frank, erzählte mir, dass er und seine Partnerin, Julie, mitten in einer erbitterten Trennungsphase steckten. Von Lachlans

Körper führten schwarze Energielinien zu den beiden Eltern. Der Junge glich einem riesigen Schwamm, der den ganzen Schmerz dieser Auseinandersetzung aufsog.

Ich begann, diesen Unrat zu beseitigen, und Lachlan fühlte, wie sein Körper zu prickeln begann. Ich durchtrennte viele dieser Energielinien, die ihn in seinem schmerzhaften Zustand festhielten. Natürlich hatte keiner der Eltern beabsichtigt, den Sohn zu verletzen, aber wie in jeder Familie, sind es letztendlich die Kinder, die eine Menge des Familienschmutzes mit sich herumtragen und sich dementsprechend benehmen.

Ich bot Frank ebenfalls eine Heilsitzung an. Die schwarzen Energielinien, die sich auf seine frühere Partnerin richteten, wurden sofort sichtbar. Wir reinigten, durchschnitten und klärten sie und baten die Gnade Gottes, den Schmerz und die Verletzungen zu lösen. Wir baten darum, dass Julies Energie, die an Frank haftete, zu ihr zurückkehren möge und umgekehrt. Frank spürte ein Prickeln in seinem Körper und fühlte, wie der körperliche Druck von ihm abfiel und er sich entspannte, was ein wenig später in ein sanftes Glücksgefühl überging. So zögerlich, wie er sich auf den Stuhl gesetzt hatte, so wenig wollte er ihn nun verlassen.

Nachdem die Energie gereinigt worden war, klärte sich auch die Familiengeschichte. Lachlan konnte zur Schule zurückkehren, und Frank fiel es sehr viel leichter, mit seiner Ex-Partnerin umzugehen. Sie trafen sich in einem Café, und binnen einer Stunde waren die rechtlichen Familienangelegenheiten geregelt, was bis zu diesem Punkt unmöglich gewesen war.

Ian und Sally sind ein weiteres Beispiel dafür, was geschehen kann, wenn wir in der Lage sind, bindende zwischenmenschliche Energiefäden zu lösen. Seit Jahren lebten sie in einer gestörten Beziehung. Die Geburt eines Kindes verschlimmerte die Lage nur noch. Sally besaß ein weites Herz und wurde von Ian als Fußabtreter benutzt. Für seine Wutanfälle machte er stets ihre angebliche Provokation verantwortlich. Nach Jahren häuslicher Gewalt gelang es Sally zu gehen. Aber das war noch nicht das Ende. Trotz gerichtlicher Anordnung und polizeilichem Eingreifen belästigte Ian sie weiterhin sechs Jahre lang. Gleichgültig, ob sie die Wohnung wechselte oder die Telefonnummer änderte, es gelang ihm immer wieder, sie ausfindig zu machen und in bedrohlicher Weise zu verfolgen. Sie fürchtete sich vor ihm und glaubte, dass er sie früher oder später töten werde.

Während eines Workshops machten wir eine Übung, bei der die Verbindungen zu Menschen durchtrennt wurden, mit denen wir in unserem Leben nichts mehr zu tun haben wollten. Sally führte sie begeistert und zu ihrer Überraschung mit großem Erfolg durch. Von jenem Tag an sah und hörte sie nichts mehr von Ian. Nachdem er sie sechs Jahre lang belästigt hatte, verschwand er für immer aus ihrem Leben. Gott sei Dank!

Sind wir energetisch mit einer anderen Person verbunden, spüren wir, wie sie fühlt, und ihre Gedanken und Stimmungen wirken sich auf uns aus. Denken wir an sie, nimmt ihr Astralkörper dies wahr. Sie muss an uns denken. Glücklicherweise leben nur wenige in einer solch gestörten Beziehung wie Sally. Es hat sich allerdings fast jeder an überraschend vielen Leuten festgehakt, an die er sich nicht einmal mehr erinnern mag. Es ist schwierig genug, sich mit seinen eigenen Gedanken und Gefühlen auseinanderzusetzen, geschweige denn auch noch mit denen anderer.

Selbst sich liebevoll zugetane Paare trennen sich. Dies liegt daran, dass die Energie dieser Verbindungen eingefroren ist und an dem Bild dessen festhalten lässt, der oder die man einmal gewesen ist. Diese starren Linien halten uns davon ab, derjenige zu sein, der wir heute sind. Durchtrennen wir sie, schneiden wir nicht die Liebe ab, sondern unsere alten Erwartungen und Begrenzungen, unsere gegenseitige Abhängigkeit und alten Strukturen. Auf diese Weise bleiben wir frei und genießen eine wundervolle Partnerschaft.

Wenn die Leute in unseren Workshops „abtrennen", fühlen sie sich anschließend frei und leicht. Je feiner und kraftvoller die erfahrene Energie, desto erfolgreicher wird der Trennungsvorgang ablaufen. Besonders hilfreich erweist sich die Energie, die eine Gruppe wohlmeinender Teilnehmer hervorbringt, um sich gegenseitig zu unterstützen.

Gedankenwirkung

Wenn wir denken, tauchen in unserer Aura kleine, von den Gedanken geprägte Energiepakete auf. Die meisten gleichen Gasblasen im Wasser, die dahinperlen und verschwinden. Sie bilden jedoch einen Rückstand in der Aura, der zum ätherischen Schutt wird. Negative Gedanken verschmutzen die Aura und blockieren den Energiefluss. Ein einzelner negativer Gedanke wird kaum Schaden anrichten. Fasst man alle negativen Gedanken zusammen, die wir über einen längeren Zeitraum hin gehegt haben, wird sich eine umwerfend große Menge an Unrat in unserer Aura ansammeln.

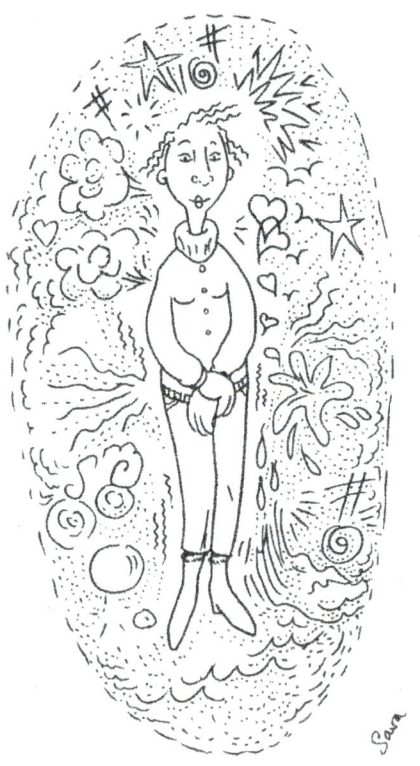

Lärm und Abfall in der Aura

REINIGE DEINE AURA

Wiederholte Gedankengänge schaffen in der Aura ein Bild, das ein Hellseher wie ein Buch zu lesen vermag. Hinzu kommt, dass sich die in unserer Aura sichtbaren Dinge früher oder später in unserem Leben manifestieren. Worüber denkst du nach? Was schwebt in deiner Aura? Wie kann man seine Aura reinigen?

Übungen

Körperübungen wirken sich reinigend auf unser aurisches Feld aus. Jeder weiß, dass man sie im Idealfall täglich durchführen sollte. Aber es geht nicht nur um die körperliche Gesundheit. Wenn wir ins Schwitzen kommen und unsere Atemfrequenz erhöhen, stößt unser Körper schmutzige Energie aus. Dies ist der natürliche Weg, sich auf der Ätherebene gesund zu erhalten. Aufgrund unseres heutigen Lebensstils gehen ihn nur wenige Menschen. Wir geraten in eine Situation, in der es einer Energieheilung bedarf.

Bei der Körperübung handelt es sich um eine einfache Möglichkeit, seinen Energiekörper zu reinigen. Wenn wir laufen, erhöht sich der Herzschlag und wir geraten ins Schwitzen, ist es da nicht wunderbar zu wissen, dass wir uns gleichzeitig einer riesigen Menge an Energiemüll entledigen?

Bei den fortgeschrittenen Techniken laufen wir Gefahr, mit geistiger Energie überfüllt zu werden, was ermüdend wirkt, vergleichbar mit einem reichhaltigen Mahl. Beim Gehen können wir die geistige Energie rascher durchfließen und höher schwingende Energien in unseren Körper eintreten lassen.

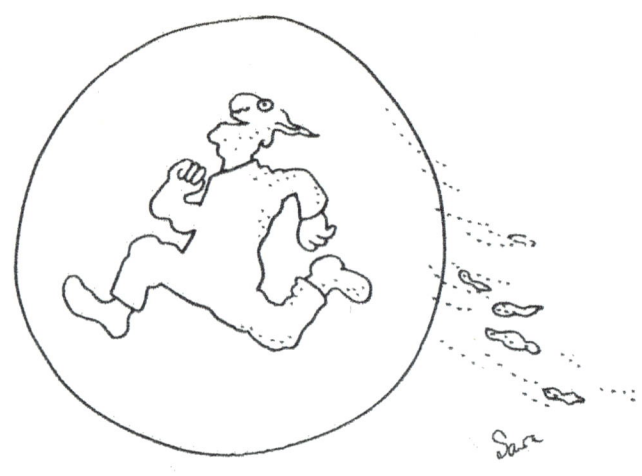

Körperliche Betätigung ist gut für uns.

Salzwasser

Ein Bad in Salzwasser oder im Meer wirkt sich ebenfalls reinigend auf unser Energiefeld aus. Diejenigen, die regelmäßig im Meer schwimmen, tragen dazu bei, ihre Energie sauber und sprühend zu erhalten. Wenn man nicht am Meer lebt, kann man in ein Salzwasserbad eintauchen und dieselbe Wirkung erzielen. Auf diese Weise reinige ich mich nach einem Workshop von anhaftenden Fremdenergien. Steht kein Bad zur Verfügung, begnüge ich mich mit einer Handvoll Salz und reibe mich unter der Dusche damit ab. Die Wirkung ist die gleiche.

Will man sie verstärken, füge man einige Esslöffel löslichen Kaffee hinzu. Dies hat sich besonders bewährt, wenn man sich erregt, aufgewühlt und ärgerlich, nicht auf der Höhe oder niedergeschlagen fühlt. Man wird überrascht sein, wie gut ein ausgiebiges Salz-Kaffee-Bad tut. Natürlich wird man danach ein wenig seltsam riechen und muss sich abduschen, aber ein Versuch lohnt sich.

Ein einfaches oder ein mit Kaffee vermischtes Salzbad wirkt ebenfalls wohltuend bei einer aufkommenden Erkältung. Ich habe mich danach stets besser gefühlt.

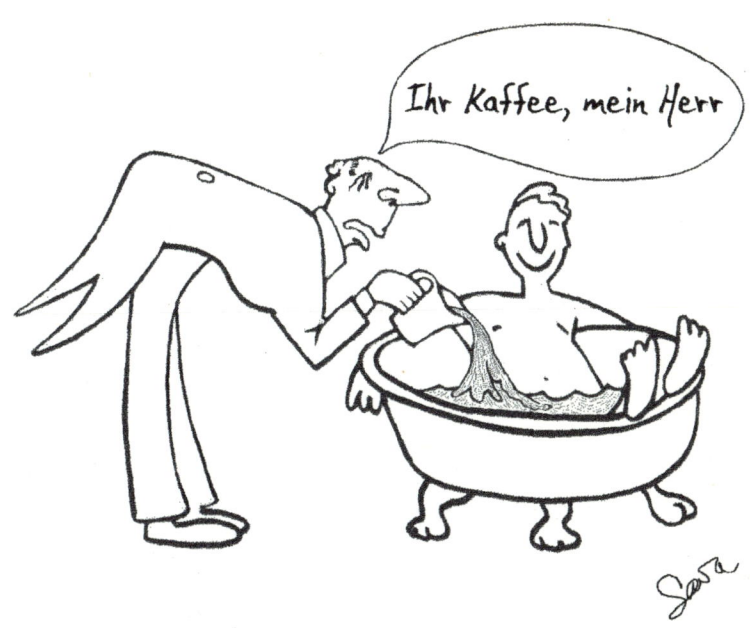

AUF DIE GRÖSSE KOMMT ES AN

Die Aura des Durchschnittsmenschen erstreckt sich etwa zwei Meter über den Körper hinaus, bei beruflich erfolgreichen Menschen bis zu fünf Meter. Gestalten der Weltbühne besitzen eine noch ausladendere Aura, wie Madonna, Bill Clinton, Elton John oder Pavarotti. Sie scheinen größer als das Leben zu sein, was im Hinblick auf ihre Energie tatsächlich zutrifft.

Ihre große Aura verschafft ihnen ihren Konkurrenten gegenüber einen Vorteil, was ihnen auf globaler Ebene zu großem Erfolg verhilft. Wenn wir an uns arbeiten und eine weite, strahlend reine Aura aufbauen, werden wir gesund, erreichen mühelos unsere Ziele und sind erfolgreich. Menschen mit einer kleinen, dumpfen Aura neigen dazu, ein kleines, dumpfes Leben zu leben.

Große geistige Führer, wie der Dalai Lama, besitzen eine gewaltige Aura, die eine ganze Stadt erfüllt. Man hat festgestellt, dass die Kriminalitätsrate sinkt, wenn er sich in einer Stadt aufhält, was auf seine starke Liebeskraft zurückzuführen ist.

Je größer und stärker die Aura, je reiner der Energiekörper, desto gesünder und robuster werden wir. Es fällt uns leichter, unsere Wünsche zu verwirklichen, wenn wir über mehr Energie verfügen.

Die Größe und Qualität unserer Aura wird unbewusst von jedem, dem wir begegnen, wahrgenommen. Je stärker, reiner, fesselnder und angenehmer unser Energiekörper, desto anziehender wirken wir auf unsere Mitmenschen.

Man weiß, wann man jemandem mit einer großen Aura begegnet, da man es fühlt. Achte auf deine Mitmenschen, ihre Energie und ihre Art.

DIE AURA WAHRNEHMEN

Stehe ein oder zwei Meter von der Person entfernt, deren Aura du abtasten möchtest. Hebe deine Hände, die Innenflächen nach außen gerichtet, und versuche, die Energieblase zu erfühlen. Sobald du sie berührst, wirst du Hitze, ein Prickeln oder einen Druck auf deiner Hand spüren. Manchmal magst du das Gefühl haben, zurückgestoßen zu werden, da du in Wirklichkeit innerhalb der Aura stehst oder dich in sie hineingezogen fühlst. Taste sie vom Kopf bis zu den Füßen, auf der linken und rechten Seite sowie vorne und hinten ab.

Denke daran, dass sich eine Aura mit zu viel Yin nach links und eine mit zu viel Yang nach rechts neigt. Bei einem Menschen, der sich stark mit der Zukunft beschäftigt, wölbt sie sich nach vorne und bei jemandem, der in der Vergangenheit lebt, nach hinten. Manchmal gibt es Risse und Löcher. Versuche, sie zu erspüren. Du wirst überrascht sein, was du bereits beim ersten Mal herausfindest.

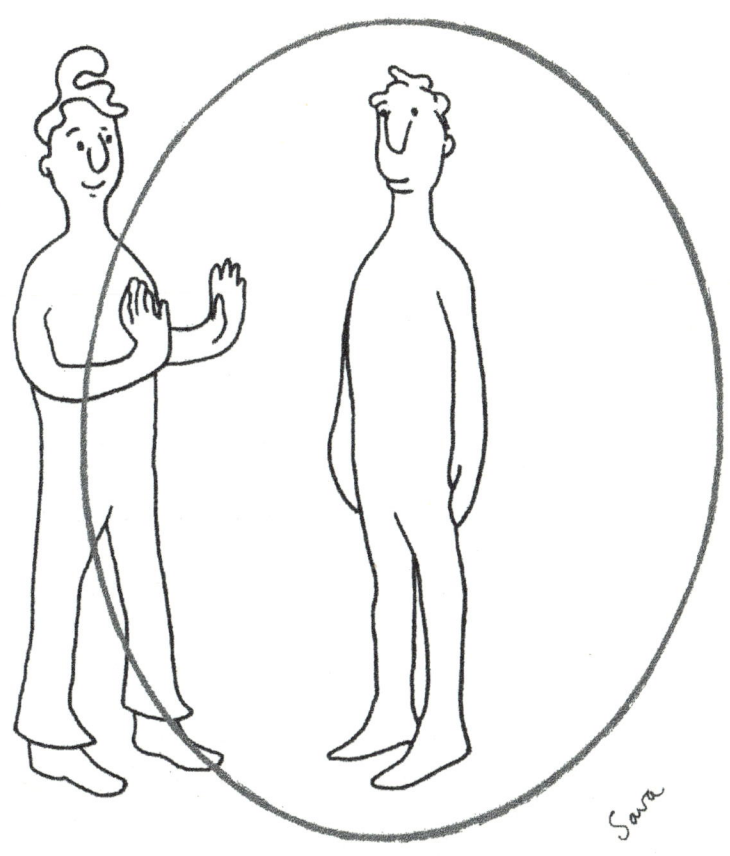

Dinge, die man an seiner eigenen Aura oder der eines Freundes entdecken kann.

Die Aura neigt sich nach links (zu viel Yin).

Die Aura neigt sich nach rechts (zu viel Yang).

Die Aura wölbt sich nach vorne (sorgenvoller Blick in die Zukunft).

Die Aura wölbt sich nach hinten (in der Vergangenheit verhaftet).

Die Aura ist oben breiter, vergleichbar mit einer Waffeltüte (ungenügend geerdet).

Die Aura ist unten breiter, vergleichbar mit einer Glocke (zu materialistisch, bedarf des geistigen Ausgleichs).

Risse und Löcher in der Aura.

ENTWICKLUNG DER AURA: DER HEILIGE ATEM

Es gibt eine Methode, die Aura zu vergrößern. Man kann sie als regelmäßige Kurzmeditation durchführen oder um sich unmittelbar vor einem wichtigen Ereignis zu sammeln.

1. Atme bewusst die Liebe Gottes ein und bekräftige: „Ich atme die Liebe Gottes ein."
2. Halte den Atem und bekräftige: „Ich nehme die Liebe Gottes in mich auf." Siehe den Atem (und die Liebe Gottes) deinen gesamten Körper durchströmen.
3. Atme aus und bekräftige: „Ich dehne die Liebe Gottes aus." Siehe, wie die Liebe dein aurisches Feld erfüllt.
4. Halte den Atem und bekräftige: „Ich fühle mich umgeben von der Liebe Gottes."
5. Atme bewusst die Liebe Gottes ein und bekräftige: „Ich atme die Liebe Gottes ein."
6. Halte den Atem und bekräftige: „Ich nehme die Liebe Gottes in mich auf." Siehe den Atem (und die Liebe Gottes) deinen gesamten Körper durchströmen.
7. Atme aus und bekräftige: „Ich strahle die Liebe Gottes aus." Siehe, wie sich die Liebe über deine Aura hinaus in die ganze Welt ergießt. Du magst dir vorstellen, dass sie turbulente Orte auf dieser Erde durchdringt und ihnen Liebe, Freude, Harmonie und Frieden bringt.
8. Halte den Atem und bekräftige: „Ich fühle mich umgeben von der Liebe Gottes."
9. Wiederhole diesen Ablauf sieben Mal in rhythmischer Weise und achte darauf, dass das Ein- und Ausatmen und das jeweilige Anhalten des Atems gleich lang sind.

Kapitel 6

Eine geistige Kapitalanlage macht sich in diesem und im nächsten Leben bezahlt

Wenn wir sterben, bleibt unsere Ätherstruktur bestehen und wird von der unsterblichen Seele absorbiert. Bei unserer nächsten Geburt nehmen wir dieses Energiefeld wieder auf.

Im Laufe der Jahre war es mir vergönnt, viele Neugeborene zu behandeln. Jedes besaß eine andere Aura und unterschiedlich entwickelte Chakras. Kämen wir alle strahlend und vollkommen neu auf diese Welt, besäßen alle Babys den gleichen Energiekörper, was mit Sicherheit nicht zutrifft. Jeder wird mit den Stärken, Schwächen, karmischen Problemen, Talenten und Neigungen geboren, die aus früheren Leben einfließen.

Es lohnt sich nicht nur für dieses Leben, seinen Ätherkörper zu entwickeln, sondern auch für die nächste Inkarnation. Wenn wir lernen, unser ätherisches Selbst zu reinigen, sauber zu halten und aufzubauen, entwickeln wir ein Guthaben, das sich in diesem und in vielen zukünftigen Leben bezahlt machen wird.

WAS DIE REINKARNATION BETRIFFT, BIN ICH MIR NICHT SICHER

Mir ist es ebenso ergangen. Katholisch erzogen, fehlte mir der Zugang dazu. Nur weil der den Westen beherrschende Glaube die Reinkarnation nicht lehrt, bedeutet dies nicht, dass es sie nicht gibt oder die frühen Kirchenväter nicht darum wussten.

Es besteht kein Zweifel, dass die christlichen Schriften im Laufe der vergangenen zweitausend Jahre geändert wurden. Ob dies absichtlich oder unabsichtlich geschah, bleibt dahingestellt. Allein die Übersetzung aus dem Aramäischen, der Muttersprache Jesu, ins Griechische, Lateinische und Deutsche bietet zahlreiche Möglichkeiten des Missverständnisses. Außerdem darf nicht übersehen werden, das sich die geistlichen Repräsentanten zu verschiedenen Zeiten anmaßten, Macht über den einfachen Mann zu gewinnen, was die ursprüngliche Lehre Jesu höchstwahrscheinlich veränderte.

Ein Beispiel von Fehlübersetzung, die absichtlich oder unabsichtlich den Kern der Worte Jesu verwässerte, findet sich im Kreuzigungsbericht. In der „King James-Übersetzung" der Bibel aus dem Griechischen heißt es: „Mein Gott, warum hast du mich verlassen?", während es in der aus dem Aramäischen übersetzten Lamsa-Version heißt: „Mein Gott, dafür wurde ich verschont." (Näheres zu diesem Thema findet sich in *The Eye of the I* von David Hawkins.)

Ein weiteres Beispiel sind die Worte Jesu: „Ich bin der Weg, die Wahrheit und das Leben, und niemand kommt zum Vater, außer durch mich." (Joh. 14,6) Mit dieser Aussage begründet das Christentum seine Behauptung, der einzig wahre Glaube zu sein. Meiner Meinung nach liegt die Fehlübersetzung in den Worten „Ich bin". (Für nähere Einzelheiten siehe *Meditations on the Soul* von Choa Kok Sui.)

„Ich bin" bezeichnet das höhere Selbst, das in jedem Menschen wohnt. Niemand gelangt zum himmlischen Vater, zur himmlischen Mutter, außer über sein eigenes „Ich bin". In diesem Sinne sind die Bibelworte *Das Königreich des Himmels ist im Innern* zu verstehen. Das Gleiche gilt für die beiden ersten Gebote, Gott wie sich selbst zu lieben. (Letzteres fällt den meisten schwer.)

Der Schriftsteller und spirituelle Lehrer Ram Dass sowie andere behaupten, dass bereits sehr früh in der Kirchengeschichte alle Hinweise auf die Reinkarnation auf den Konzilen von Trient und Nicäa gestrichen wurden. Ein einziger Hinweis blieb erhalten, die Aussage Jesu, Johannes der Täufer sei in einem früheren Leben Elias gewesen. Elias hatte die Enthauptung vieler Heidenpriester gefordert. Dem karmischen Gesetz zufolge, musste er sich früher oder später erneut inkarnieren und enthauptet werden, denn was man sät, erntet man. Johannes der Täufer wurde schließlich enthauptet.

Lassen wir für einen Moment außer Acht, was wir über den endgültigen Tod gelernt haben und wenden uns den Berichten glaubwürdiger Menschen zu, die behaupten, sich an vergangene Leben erinnern zu können, eine Erfahrung, die in den meisten Fällen während einer Heilung ausgelöst wurde.

Mein persönlicher Glaube an die Reinkarnation basiert auf der jahrelangen Ausübung meiner Heilungsarbeit. Ich habe beobachtet, wie Klienten die Ursache eines körperlichen oder psychischen Problems in vergangenen Leben entdeckt, sich damit auseinandergesetzt und das Problem gelöst haben.

Ein wunderbares Beispiel hierfür bietet ein geistig aufgeschlossener Geschäftsmann, der mich eines Tages aufsuchte und um Heilung im Bereich seiner Beziehungen bat. Er war in seinen Vierzigern und berichtete, mit mehr als achtzig Frauen (diejenigen für nur eine Nacht nicht mitgerechnet) eine Beziehung eingegangen zu sein. Im Laufe der Heilung erkannte er, dass er und seine damalige Frau in einem früheren Leben gelobt hatten, sich niemals zu verlassen. (Das Hochzeitsgelübde lautet; „Bis der Tod uns scheidet.")

Beide erkannten damals nicht, dass *niemals* eine lange, lange Zeit bedeutet. Als seine Frau kurz danach starb, blieb sie an die Erde gebunden und war nicht in der Lage, voranzuschreiten. Sie verfing sich in seinem Energiefeld. In diesem Leben hatte sie die anderen Frauen verdrängt, indem sie ihm telepathisch deren Unzulänglichkeiten einflüsterte und ihn daran hinderte, sich einer von ihnen zu nähern. Er glaubte, es sei seine eigene kritische Natur, denn es *schienen* nur *seine* Gedanken zu sein. Während einer liebevollen, sehr emotionalen Heilung gelang es ihm, sich von dem Gelübde seiner ehemaligen Frau gegenüber zu befreien und sie freizusetzen, was mit einem gewaltigen Energieschub geschah. Dann war sie gegangen. Später ging er eine Beziehung mit einer Frau ein, die zwei Jahre lang anhielt, viermal so lange wie die früheren Verbindungen. Was Frauen betraf, kehrte die kritische Stimme niemals mehr zurück.

Man sollte sich für den Gedanken der Reinkarnation einfach öffnen und um höhere Führung bitten. Frühere Leben spielen keine wesentliche Rolle, es sei denn, es gibt im gegenwärtigen Leben ein unlösbares Problem. Dann sollte man in der Vergangenheit nachforschen. Abgesehen davon ist es uninteressant, wer man einmal gewesen sein mag, denn im Laufe so vieler Inkarnationen haben wir alle einmal zu den Guten und zu den Bösen gehört, sind Könige, Bettler und alles, was dazwischen liegt, gewesen. Ich ziehe es vor, mich auf mein jetziges Leben zu konzentrieren.

Mein Glaube an die Reinkarnation wirkt beruhigend auf mich, denn er hilft mir, vieles zu begreifen, was ich früher nicht verstanden habe. Warum widerfahren guten Menschen schreckliche Dinge? Warum müssen Kinder unter fürchterlichen Verletzungen oder schmerzhaften Krankheiten leiden? Es fehlte ihnen an der Gelegenheit, in diesem Leben negatives Karma anzusammeln, das von Bedeutung gewesen wäre. Ziehen wir allerdings die unzähligen früheren Leben in Betracht und bedenken, dass sie nicht immer so niedlich und unschuldig gewesen sind, erkennen wir die göttlich-gerechte Entstehung ihrer Probleme.

Wir inkarnieren uns tausende Male, um uns durch eine Reihe von Herausforderungen zu entwickeln und zu wachsen. Unsere Fähigkeiten und Charaktereigenschaften, die wir mitnehmen, werden von der Art und Weise bestimmt, in der wir diesen Herausforderungen begegnen, nicht nur in diesem, sondern in allen Leben. Wir wachsen immer weiter und entwickeln uns auf allen Ebenen, bis wir uns schließlich erneut mit der Gotteskraft vereinigen.

Kann man einen Glauben beweisen? Nein. Der Glaube bleibt letztendlich eine Spekulation, die auf begrenzten sachlichen Beweisen beruht. Andererseits glauben wir an alle möglichen Dinge, ohne uns dessen immer bewusst zu sein. In diesem Fall habe ich mich entschlossen, an etwas zu glauben, das mich fördert, und nicht an etwas, dem ich kaum Beachtung geschenkt, sondern das ich aufgrund meiner Erziehung nur übernommen habe. Der Reinkarnationsglaube wirkt beruhigend auf mich, und zu meiner eigenen Genugtuung habe ich während der Heilbehandlung unzähliger Leute den Beweis erlebt.

TEIL II

ॐ

Hauptenergiezentren

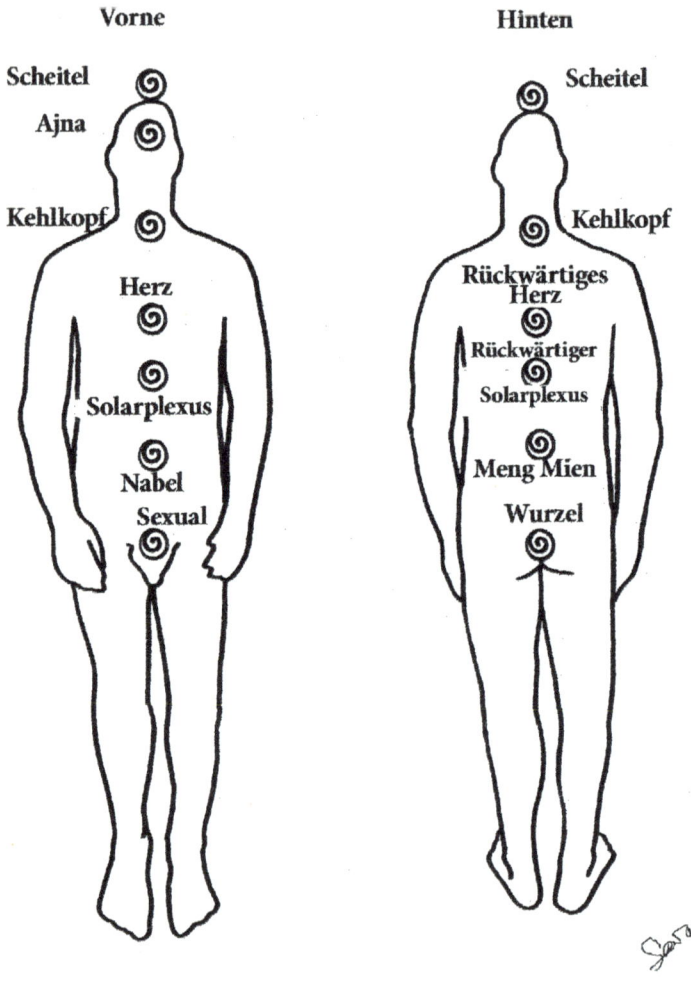

Vorne

Scheitel

Ajna

Kehlkopf

Herz

Solarplexus

Nabel

Sexual

Hinten

Scheitel

Kehlkopf

Rückwärtiges Herz

Rückwärtiger Solarplexus

Meng Mien

Wurzel

Kapitel 7

Die Chakras

Die Chakras sind Teil unseres Ätherkörpers und sorgen dafür, dass die Energie zwischen unserem physischen, mentalen, emotionalen und Seelenkörper hin und her strömt. Außerdem leiten sie Energie zu anderen Menschen und von diesen zu uns. Sowohl die Aura als auch die Chakras wirken als Energiespeicher. Die Aura gleicht einer Schutzhülle, in der wir leben, während die Chakras spezielle Funktionen ausüben. Sie stehen in regem Austausch mit unserer Umgebung, den Menschen und anderen Ebenen. Sie sind die Energieübertragungseinheiten des Ätherkörpers.

Sie gleichen Energiewirbeln, die wie eine altmodische Trompete vorne und hinten aus unserem Körper ragen. Sind sie aktiv und kräftig, ungetrübt und leuchtend, sind wir gesund und fühlen uns wunderbar.

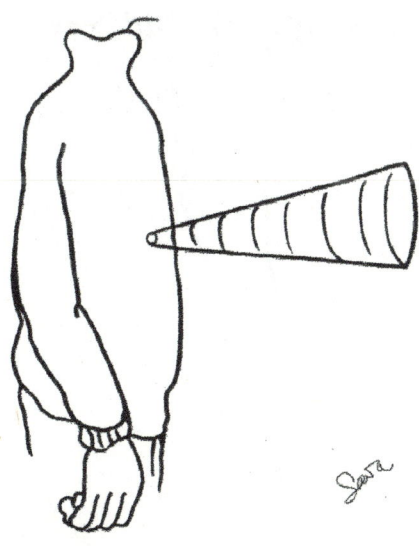

Wir besitzen Hunderte von Chakras. Oberhalb unseres Kopfes und unter unseren Füßen existieren sogar noch mehr. Früher kannte man nur sieben Chakras, ein Zeichen dafür, dass sich unsere Kenntnisse stark erweitert haben. Es hat immer unzählige Chakras gegeben, wir kannten sie nur nicht. Sieben unsichtbare Tore, die unser Leben beeinflussten, genügten. Das Diagramm gibt die sieben Hauptenergiezentren wieder, auf die wir im nächsten Kapitel näher eingehen werden. Meiner klinischen Erfahrung zufolge, scheinen sie den stärksten Einfluss auf unser Bewusstsein auszuüben.

Chakras - Seitenansicht

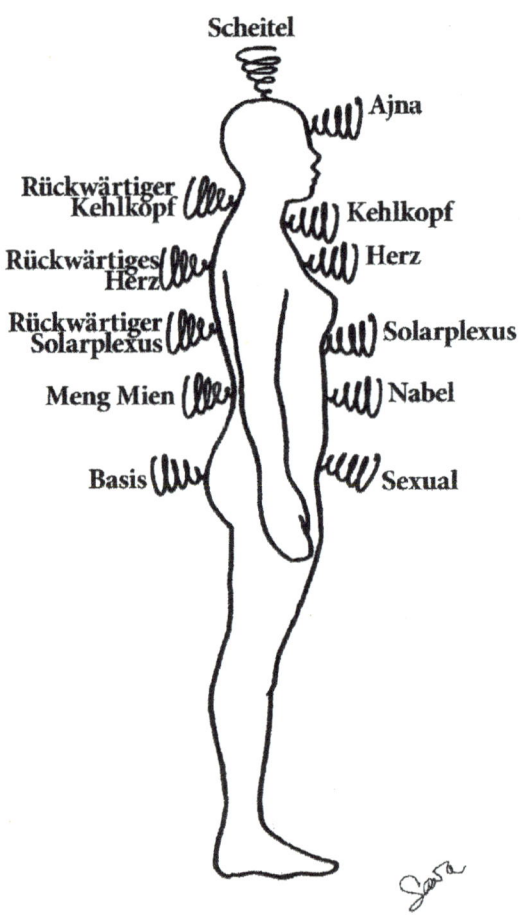

WIE GROSS IST ES?

Die Größe der Chakras variiert sehr stark. Die Hauptzentren besitzen gewöhnlich einen Durchmesser von hundert bis hundertfünfundzwanzig Millimetern, der sich bis zu mehreren Metern ausdehnen kann. Sie sind etwa zwei- bis dreimal so groß wie die vielen kleinen Chakras.

Das Ausmaß der Zentren gibt uns detaillierte Auskunft über unsere eigene und die Energie anderer Menschen.

Wichtig ist vor allem ihre Größe in Bezug zueinander. Kennen wir ihre Gestalt, verstehen wir uns selbst besser. Bis zu einem gewissen Grad erklären sich dann unsere Stärken und Schwächen. Wir können spezielle Übungen durchführen, um die energetisch schwächeren Bereiche zu stärken, was unser Gleichgewicht wiederherstellt und uns hilft, würdevoller zu leben.

Ein Vergleich der Chakras zweier Personen gibt Aufschluss über die jeweilige Entwicklung des Individuums. Ob sie kleiner oder größer sind, kann man weder als gut noch als schlecht bezeichnen. Es ist, als vergleiche man einen Grundschüler mit einem Gymnasiasten. Die reifere Seele wird gewöhnlich einen größeren Ätherkörper besitzen. Den Entwicklungsgrad unserer Chakras bringen wir aus vergangenen Leben mit. Wir selbst tragen zu dieser Entwicklung bei, auch wenn wir uns dessen nicht bewusst sein mögen.

Ungeachtet der gegenwärtigen Größe und Konfiguration der Chakras können wir zu ihrer raschen Weiterentwicklung beitragen, indem wir einige einfache Richtlinien befolgen.

Diese Vorschläge sollen die Entwicklung fördern und kein Grund dafür sein, sich abzurackern. Sind deine Chakras groß, Glückwunsch, denn du hast in diesem oder in einem früheren Leben innere Arbeit geleistet. Sind sie klein, Glückwunsch, denn du kommst früher als erwartet dazu, an ihnen zu arbeiten. Ein Geschenk des Himmels! Dieses Buch enthält eine Reihe von Anregungen, die deine Entwicklung beschleunigen. Die gewonnene Energie wird sich in allen Lebensbereichen bemerkbar machen. Du wirst gesünder, erfolgreicher und erfüllter sein.

Durchmesser

Der Durchmesser eines Chakras gibt Aufschluss über seinen Entwicklungsgrad.

- Weniger als hundert Millimeter Durchmesser wird als klein bezeichnet.
- Zwischen hundert und hundertfünfzig Millimeter spricht man von normal.
- Zwischen hundertfünfzig und zweihundertfünfzig Millimeter von groß.
- Über zweihundertfünfzig Millimeter Durchmesser bedeutet ein stark entwickeltes Energiezentrum.

Vergleichbar mit einem Gänseblümchen, besitzt ein Chakra ein Herz und Blütenblätter, die sich zur Sonne hin öffnen. Gemessen wird das Herz des Chakras, ohne die es umgebenden Blütenblätter.

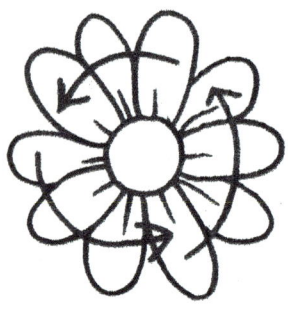 

Es gibt Übungen, durch die wir diese Zentren vergrößern können, sozusagen „ätherisches Gewichtheben". Ebenso wie auf physischer Ebene, bedarf es auch in diesem Fall ständiger Wiederholung, um Erfolg verzeichnen zu können. Ein einmaliges Gewichtheben führt weder zu einem durchtrainierten Körper noch zu einem wirklich entwickelten Chakra.

Manche Menschen mit einem sehr großen Chakra (zweihundert bis zweihundertfünfzig Millimeter) mögen im Verlauf vieler Leben hart daran gearbeitet haben. Bei ausgesprochen erfolgreichen Menschen besitzen die meisten oder alle Energiezentren diese Größe.

Ein Chakra, das mehr als zweihundertfünfzig Millimeter misst, vermag ungeheure Mengen unterschiedlichster Energietypen zu bewältigen. Die Person verfügt über ausreichend Energie, Entwicklung und Sex-Appeal, sich auf der Weltbühne zu bewegen.

Andererseits können überdurchschnittlich kleine Chakras die Ursache für örtlich begrenzte Probleme sein. Bei mental langsamen Menschen sind die Chakras im Kopfbereich meistens ungewöhnlich klein. Menschen mit kleinem Sexual-Chakra mangelt es am Geschlechtstrieb.

Besonders große Chakras sorgen für eine bestimmte Bewusstseinsform, was von dem jeweiligen Chakra abhängt. Ein weites Herz-Chakra stärkt das Mitgefühl in uns, und unsere Gedanken kreisen um Gelegenheiten des Gebens. Ein großes Wurzel-Chakra führt dazu, dass unser Hauptaugenmerk dem Überleben und Geldverdienen gilt. Ein stark entwickeltes Sexual-Chakra zeigt an – nun, ich denke, jeder weiß, worauf sich die Person konzentriert.

Ändern wir die relative Größe der Chakras, verändern wir unsere Schwerpunkte.

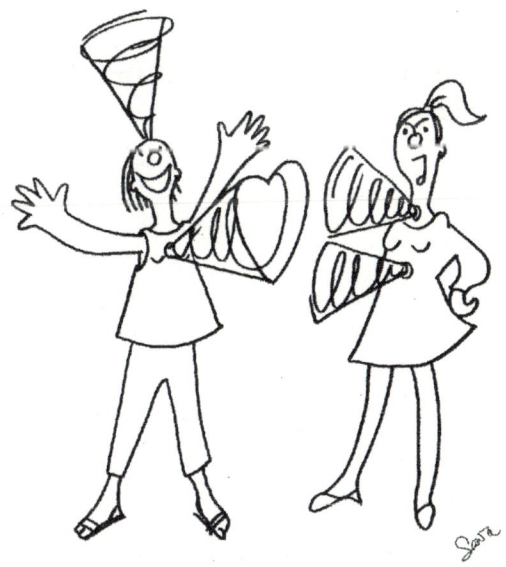

Länge

Auch die Länge eines Chakras, das heißt, wie weit es aus unserem Körper herausragt, gibt uns Aufschluss über seine Beschaffenheit. Abgesehen von seiner Größe (seinem Durchmesser) gibt die Länge Auskunft über die augenblicklich in ihm vorhandene Energie. Man könnte fragen: „Ist die Schale voll, halb voll oder leer?"

Unter einem gesunden durchschnittlichen Energiezentrum versteht man ein Chakra, dessen Energie knapp zwei Meter vom Körper entfernt fühlbar ist. Bei kranken oder völlig erschöpften Menschen kann man die Chakra-Energie kaum spüren. Im Gegenteil, tastet man das Zentrum mit der Hand ab, kann es sich anfühlen, als würde die Hand in den Körper der Person hineingesogen. In einem solchen Fall handelt es sich um ein sehr erschöpftes Zentrum. Die Person ist wahrscheinlich völlig überarbeitet oder es mag, wenn es sich um einzelnes Chakra handelt, ein gesundheitliches oder emotionales Problem vorliegen, das den Kern des Zentrums beeinträchtigt.

Ein vor Energie sprühendes Chakra wird sich drei bis sechs Meter weit ausdehnen. Je größer der Durchmesser, desto mehr Energie vermag das Zentrum zu fassen. Bei einigen hoch entwickelten Menschen lassen sich die Chakras in einer Entfernung von Hunderten von Metern erfühlen.

Klarheit

Wie bereits erwähnt, können festsitzende Emotionen, negative Energiefelder, Gedanken und Verunreinigungen von anderen Leuten und dergleichen die Aura verstopfen. Das Gleiche gilt für die Chakras. Hinzu kommt, dass einige unserer Chakras sehr klar, andere hingegen ausgesprochen schmutzig sein können.

In den meisten Fällen sind es die reinsten Chakras, die uns in jenen Lebensbereichen, in denen uns alles leicht von der Hand geht, nähren. Andererseits weisen die am stärksten verstopften Energiezentren auf Lebensbereiche hin, in denen wir blockiert sind und den größten Herausforderungen gegenüberstehen.

Leistungsgrad

Chakras drehen sich vor und zurück wie eine Waschmaschinentrommel. Drehen sie sich entgegen dem Uhrzeigersinn, ziehen sie Energie aus dem Körper. Drehen sie sich im Uhrzeigersinn, führen sie Energie in den Körper.

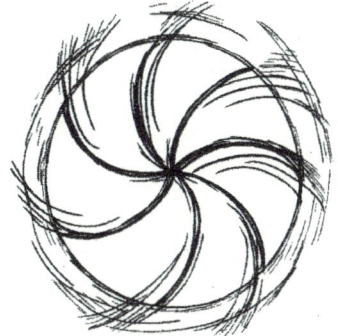

Im Uhrzeigersinn, Energie wird in den Körper gewirbelt

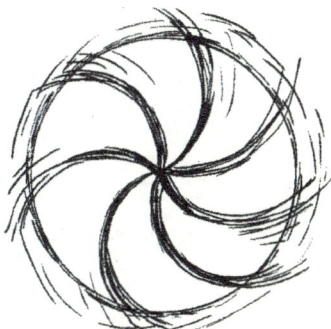

Entgegen dem Uhrzeigersinn, Energie wird nach außen gewirbelt

Die Chakras ordnen unsere Werte und Überzeugungen. Nachdem wir jahrelang durch Erziehung, Familie, die Medien und den Austausch mit anderen Unmengen von Informationen aufgenommen und verarbeitet haben, sind unsere Chakras mit Energie und Überzeugungen aufgeladen, die das widerspiegeln, womit wir sie gefüttert haben. Einiges davon ist gut und gesund, kräftigt das Chakra und lässt es aufblühen. Anderes ist giftig und schädigend und könnte dazu beitragen, dass unsere Chakras welken und ermatten und schließlich zum Erliegen kommen. Stress und andere Formen ätherischen Unrats kann die Energiezentren verstopfen, wodurch ihre Bewegung verlangsamt wird und teilweise erliegt.

Bei einer sehr starken Stauung mangelt es dem Zentrum an Energie. Es fühlt sich kürzer an, und da es seine Tätigkeit eingestellt hat, wird es allmählich schrumpfen. Chakras und Muskeln gleichen sich in diesem Punkt. Man muss sie betätigen, sonst verliert man sie. Die Wirbelbewegung wird schwächer oder versiegt völlig.

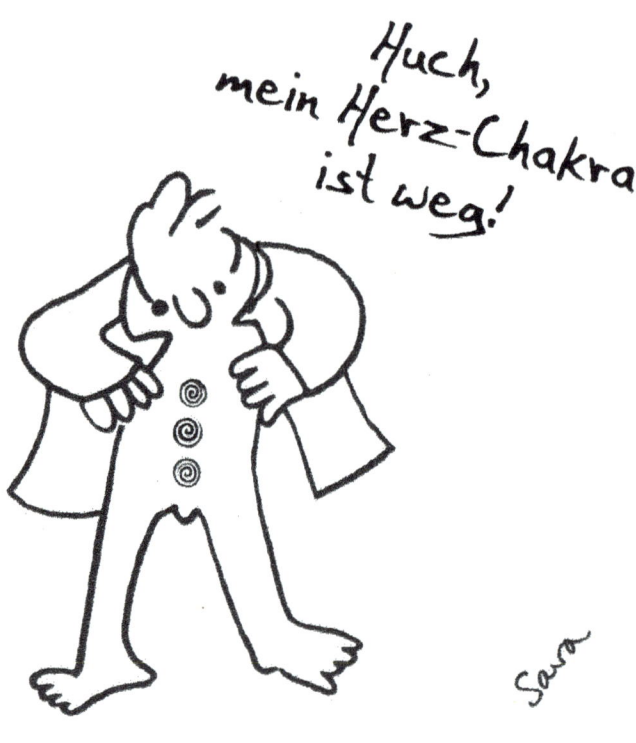

Ein kaum aktives Chakra benötigt meistens nur eine Reinigung, um wieder zum Leben zu erwachen. Es kann wieder Energie einfließen und das Zentrum erneut seine Arbeit aufnehmen. Manchmal gehört ein wenig mehr Unterstützung dazu. Dann segnen wir es (Näheres in Teil III).

Die Form der Dinge

Ebenso wie uns die Form der Aura Auskunft über eine Person gibt, liefert uns die Konfiguration ihrer Chakras bestimmte Informationen.

Grob gesehen, sind Menschen mit großen unteren und kleinen oberen Chakras stärker auf die physische Ebene ausgerichtet. Sie interessieren sich für konkrete Dinge, wie Vermögen, den Aufbau einer irdischen Existenz und gesellschaftliche Stellungen. Ihre Rezeptoren sind auf Geld, Fortbestand und die physische Welt ausgerichtet. In der westlichen Kultur wird im Alltag weit mehr Wert darauf gelegt als auf die Attribute der oberen Chakras.

Bei Menschen mit stark erweiterten unteren Energiezentren ist die ätherische Hardware im oberen Körper nicht genügend entwickelt, um die subtilen Reize wahrnehmen zu können, weshalb sie dazu neigen, diese zu negieren. Für sie existieren sie einfach nicht. Ohne die Entwicklung der oberen Chakras werden sie für die inneren Welten kaum aufgeschlossen sein.

Menschen mit größeren oberen Energiezentren fällt es leichter, subtile Energie wahrzunehmen, daher können diese sich eher auf Gott, die Welt der Gefühle, Engel und dergleichen einschwingen. Aufgrund ihrer größeren inneren Rezeptoren (oberen Chakras) besitzen sie die Fähigkeit, wahre und bedeutungsvolle Verbindungen mit der geistigen Welt aufzunehmen. Andererseits müssen sie unbedingt ihre unteren Chakras entwickeln, ansonsten straucheln sie in der physischen Welt. Sie stecken oft in finanziellen Schwierigkeiten, sind unpraktisch, zögernd und wissen nicht, welche Richtung sie einschlagen sollen.

Die Chakras bergen unsere Gedanken, Werte, Einstellungen und Neigungen und werden uns über das Gehirn bewusst. Wenn du sie änderst, veränderst du deine Denkweise, deine Energie und Schwingung, deine Resonanz auf andere Menschen, Orte und Ereignisse und somit dein Leben.

Chakra-Entwicklung

Das höhere Selbst überblickt im Laufe unzähliger Leben die Entwicklung unseres Bewusstseins und unseres Ätherkörpers, einschließlich der Chakras.

Werden wir in einem Land geboren, in dem das Überleben an erster Stelle steht, werden wir diejenigen Bereiche unseres Energiekörpers entwickeln, die in dieser Hinsicht wichtig sind, vor allem das Wurzel-Chakra.

Sind wir längere Zeit genötigt, Mut und innere Stärke an den Tag zu legen, baut sich das dafür zuständige Energiezentrum, das Solarplexus-Chakra, auf. Dies wäre der Fall, wenn wir als Soldat tätig sein müssten. Der hingebungsvolle Dienst gegenüber anderen Menschen weitet dagegen das Herz-Chakra.

Geschieht dies unbewusst, läuft der Prozess im Allgemeinen ziemlich langsam ab, und das allmähliche Wachstum kann sich über viele Leben erstrecken. Ein bewusstes Vorgehen beschleunigt den Prozess.

Das Ziel ist es, letztendlich alle Chakras zu entwickeln, damit sie groß und kräftig werden.

Ähnlich wie ein Gewichtheber bestimmte Muskelbereiche trainiert, können die Energiezentren in bestimmter Weise entwickelt werden, um verschiedene persönliche Stärken, Charakterzüge und Eigenschaften zu fördern. Auf jedes einzelne eingehend, werden wir auf die jeweilige Möglichkeit hinweisen und dementsprechend einfache Entwicklungsübungen anführen. Wenn wir unsere Schwingung und die entsprechende Größe unserer Chakras ändern, verändern wir unsere gesamte Welt.

Die Chakra-Körper sehen

Mit der Entwicklung der oberen Chakras verstärkt sich das Wahrnehmungsvermögen für die Wirklichkeit. Wenn sie eine gewisse Größe erreicht haben und angeregt werden, lassen uns bestimmte geistige Prozesse die Chakras „sehen".

1997 nahm ich an einem Workshop über Prana-Heilung teil, den ein hoch entwickelter spiritueller Meister abhielt. An jenem Wochenende belehrte man uns über die Bedeutung der Chakras und ihre Entwicklung. Unsere Energiezentren wurden angeregt, und am Ende des zweiten Tages ereignete sich etwas Bemerkenswertes. Ich vermochte die Chakras der anderen Teilnehmer zu sehen. Nicht nur verschwommene Konturen oder ein bisschen hier und dort, nein, ich konnte von jeder Person im Raum alle Chakras sehen. Es war unglaublich.

Zu jenem Zeitpunkt war ich noch ganztägig als Juristin tätig. Ich hatte mich auf den Rechtsstreit bezüglich persönlicher Körperverletzung spezialisiert und stand Klienten zur Seite, die entweder am Arbeitsplatz oder durch einen Verkehrsunfall Verletzungen davongetragen hatten. Ich verbrachte also viel Zeit in überfüllten Gerichtssälen.

Als ich nach jenem Wochenende am Montag zum Gericht zurückkehrte, eröffnete sich mir ein faszinierender Anblick. Ich konnte die Chakras meines Gegenspielers, des Richters, des Klienten sowie jedes einzelnen Anwesenden sehen. Einige waren groß, andere klein, manche dunkel und so weiter. Die geistige und emotionale Entwicklung jedes Einzelnen (oder deren Fehlen) war deutlich zu erkennen, desgleichen die Auswirkung festsitzender blockierender Energien sowie die Korrelation zwischen der Energieblockade und dem schmerzhaften Gesundheitsproblem und den Verletzungen der Leute im Gerichtssaal.

Ich war derartig fasziniert über diese erstaunliche Enthüllung, dass ich mir, während ich auf meinen Fall wartete, die Zeit damit vertrieb, „die Verletzung zu entdecken". Ich überprüfte sorgsam die Energiehülle der Verletzten (gerichtlich durch andere vertreten), die auf ihre

Anhörung warteten. Dann hörte ich mich im Gerichtshof um und sammelte Beweismaterial, um die Art ihrer Verletzungen herauszufinden. Es stimmte größtenteils mit dem überein, was ich sah.

Nach etwa sechs Wochen dieses ungewöhnlichen und scheinbar dauerhaft veränderten Bewusstseinszustandes verblasste dieser, und mein Blick wurde wieder „normal". Ihre Anregung hatte meine Chakras mit einer solchen Energie erfüllt, dass sie alle größer wurden und sich ungemein rasch drehten, was mich Fähigkeiten erlangen ließ, die ich normalerweise nicht besaß. Mit der Zeit verbrauchte sich die Energie, und meine Wahrnehmung wurde weniger scharf. Mein Bewusstsein dehnte sich während jener sechs Wochen aus, was sich dauerhaft auf meine Fähigkeit, die übersinnliche Welt zu sehen, auswirkte. Danach fiel es mir leichter, mich auf den Energiekörper der Menschen einzuschwingen, besonders bei der Heilarbeit oder im Anschluss an die Meditation. Ansonsten sah jeder ganz normal aus, was eine große Erleichterung war, nachdem ich sechs Wochen lang gesehen hatte, wie das Sexual-Chakra der Leute wackelte und sich ihr Kehlkopf-Chakra durch die negativen Emotionen und Absichten zusammenzog, während sie redeten. Das war einfach zu viel Information!

Sich in der Gegenwart eines hoch entwickelten spirituellen Lehrers aufzuhalten, wirkt sich auf die Chakras und die Aura aus. Der Schüler wird von der hohen Schwingungsenergie des Lehrers in einem Maße durchdrungen, dass er sich für diese Erfahrung öffnet. Dadurch wird nicht nur sein Energiekörper erweitert, sondern es überstürzen sich auch die Ereignisse im Leben des Schülers. Blockaden in Beziehungen oder Projekten lösen sich auf „wundersame" Weise auf. Hier ist das Schwingungsgesetz am Werk. Seine Erfahrung ist Ehrfurcht einflößend.

Kapitel 8

Funktionen der Chakras

Bei den Chakras handelt es sich um multidimensionale Energie- und Informationswirbel. Wenn sie richtig arbeiten, wirbeln sie saubere Energie in unseren Körper hinein und unreine nach draußen, in gewisser Weise vergleichbar mit der Lungentätigkeit. Es folgt ein kurzer Überblick, in welcher Weise sie physisch, mental, emotional und geistig auf uns einwirken können.

PHYSISCHE FUNKTION

Ein gesundes Chakra-System ist für das Wohlbefinden unseres physischen Körpers unerlässlich. Eine der Hauptaufgaben der Energiezentren besteht darin, uns Energien aus unserem Umfeld zuzuführen. Auf diese Weise werden unsere inneren Organe sowie das endokrine und Nervensystem mit Nahrung versorgt, was sowohl durch die Haupt- als auch durch die Neben-Chakras geschieht. Die meisten alternativen Heilformen arbeiten auf dieser Ebene.

Die Haupt-Chakras führen Energie in die kleineren Energiezentren jedes einzelnen Körperorgans und Gelenks. Außerdem versorgen Tausende von Meridianen den Körper mit Energie. Häufiges Reinigen der Chakras kommt allen zugute und bringt sie ins Gleichgewicht. Bisweilen ist es sinnvoller, an den entsprechenden Neben-Chakras der betroffenen Körperteile zu arbeiten. Meister Choa Kok Sui befasst sich in seinem Buch *Miracles Through Pranic Healing* mit den Haupt- und Neben-Chakras und beschreibt eine einfache Methode, aufgrund derer die Heilung des physischen Körpers durch die Arbeit am Ätherkörper beeinflusst werden kann.

Die Art und Weise, in der die subtile Energie und die Chakras auf die Physis einwirken, lässt sich mit der regionalen Elektrizitätsversorgung vergleichen, die das Elektroheizgerät oder den Kühlschrank im Haus speist. Die Hochspannung wird nach unten transformiert, um die benötigte Voltstärke zu erreichen. Man kann die feinstoffliche Energie mit der Elektrizität vergleichen. Es gibt genügend davon, aber wenn der Transformator defekt ist und keine oder zu viel Elektrizität ins Haus fließt, dann funktionieren die Geräte nicht. Bei zu viel Energie brennen sie durch. In ähnlicher Weise verhält es sich mit den Körperteilen und den Chakras, die als Transformatoren wirken. Glücklicherweise besteht in den meisten Fällen eher ein Energiemangel, denn ein mit Energie überladenes Chakra würde die Körperteile in die Luft sprengen.

Jede Körperzelle und jedes Atom einer jeden Zelle enthält Energie. Durch bestimmte Ereignisse im Leben kann diese Energie durch grob schwingenden ätherischen Müll verschmutzt oder blockiert werden, zum Beispiel durch Stress. Man kann die Zentren reinigen, und nachdem der Abfall beseitigt wurde, fühlen sich die Leute wunderbar leicht und wohl. Um die Chakras zu reinigen, führt man ihnen Energie zu und lässt diese bewusst in jede einzelne Körperzelle fließen. Da der Körper seine Energie durch die Chakras erhält und die Energie dem Gedanken folgt, ist dies möglich.

Ich behandelte einmal eine Klientin mit einer Zyste von der Größe eines Golfballes im Leistenbereich. Einige Zeit zuvor war ihr eine ähnliche Zyste operativ entfernt worden. Ich reinigte alle in diesem Bereich liegenden Chakras und beseitigte die in der Zyste festsitzende Energie. Die Geschwulst schrumpfte zusehends, und im Laufe von zehn Tagen und drei Behandlungen verschwand sie vollständig. An diesem Beispiel erkennt man das unglaubliche Ausmaß, mit dem sich die Beseitigung von Energieblockaden auf den physischen Körper auswirkt und zum körperlichen Wohlbefinden beiträgt. Meister Choa Kok Sui, der Begründer der Prana-Heilung, hat in seinem Buch *Miracles Through Pranic Healing* einige Fallbeispiele zusammengetragen. Wer sich für physische Heilung interessiert, dem empfehle ich, sich intensiv mit dieser Heilweise zu befassen. Dieses Buch beschäftigt sich eher mit der emotionalen und geistigen Einflussnahme der

Chakras. Ich werde auf einige gängige körperliche Folgen hinweisen, die auftreten, wenn wir unseren Mental-, Emotional- und Ätherkörper vernachlässigen.

EMOTIONALE FUNKTION

Die Chakras sind sehr stark an unserem emotionalen Verhalten beteiligt. Kranke, schmutzige und beschädigte Chakras geben Aufschluss über festsitzenden emotionalen Schmerz. Ich muss hinzufügen, dass Emotionen an sich nicht das Problem darstellen. Bei den Emotionen handelt es sich nur um Energie, und wenn diese Energie fließt, gibt es keine Probleme. Verdrängen wir unsere Emotionen und widersetzen uns der Energie, gefrieren sie in unseren Chakras, was sich schließlich in unserem physischen Körper bemerkbar macht und Krankheit verursacht.

Unser Bewusstseinsbild von der Welt, die uns umgibt, wird durch unsere Gedanken und Emotionen geformt. Sind wir glücklich, lächelt die ganze Welt mit uns. Sind wir unglücklich, erscheint die ganze Welt freudlos. Im Laufe der Zeit häufen sich die Auswirkungen unserer Gedanken und Emotionen an, und die in den Gedanken und Emotionen enthaltenen Muster setzen sich in den Chakras fest. Hinzu kommt, dass sie sich, dem gedanklichen oder emotionalen Inhalt entsprechend, in bestimmten Chakras niederlassen. Wenn du über eine gewisse Sache fortlaufend in negativer Weise nachdenkst, seien es finanzielle Angelegenheiten, Beziehungen oder dein Selbstwertgefühl, werden diejenigen Chakras, denen es obliegt, sich mit diesem Lebensbereich zu befassen, beeinträchtigt. Sammelt sich Müll in einem Energiezentrum an, kann dieser unsere Wahrnehmung verzerren und unser eigentliches Energiepotenzial davon abhalten, sich zu verwirklichen. Dann treten Probleme auf.

GEDANKEN, ÜBERZEUGUNGEN
UND ERINNERUNGEN

Chakras sind die Festplatte unserer Gedanken, Überzeugungen und Erinnerungen. Die Dinge, die wir denken und glauben, erzeugen Energiemuster. Die mit dem Gedanken codierten mentalen Formen lassen sich in unseren Chakras nieder.

Betrachte ich den Menschen mit meinen inneren Augen, sehe ich in ihren Energiezentren Gedankenformen. Verdichten sich diese bis zu einem gewissen Grad, setzen sie sich in den Organen oder anderen Körperteilen fest. Gewöhnlich wird zu diesem Zeitpunkt der entsprechende Körperteil von irgendeiner Krankheit beeinträchtigt.

Für ein lang anhaltendes Wohlbefinden ist es wichtig, die negativen Gedanken aus den Chakras zu entfernen, denn schließlich wollen wir von der Seele inspirierte Gedanken denken. Wir können unsere innere Stimme nicht hören, wenn die Gedanken von gestern noch in uns nachklingen.

WO UND WAS DU DENKST

Man glaubt, in seinem Kopf zu denken, aber dort nehmen wir nur die Gedanken mit dem sogenannten Verstand auf. Der Verstand ist von Natur aus trügerisch. Er wird dir sagen, was du hören willst und dich von jeder Art Unsinn überzeugen. Gewöhnlich wird er nur das wiederholen, was die laute Stimme des Solarplexus zu sagen hat. In seinem Buch „Jetzt" beschreibt Eckhart Tolle in wunderbarer Weise den „Irrsinn" dessen, was wir oft denken.

Wenn wir unseren Geist entfalten, wollen wir unser Bewusstsein auf die Seelenebene erheben. Um dies zu erreichen, müssen wir zunächst unseren Verstand zum Schweigen bringen, was der Übung bedarf. Zu dieser Übung gehört die Meditation. Eine weitere Voraussetzung besteht in der Säuberung unserer Energiezentren von alten Gedankenformen, da die in den Chakras sitzenden Gedanken ein Teil dessen sind, was wir mit dem Verstand registrieren. Die Form unserer Chakras sowie ihre Größe im Verhältnis zueinander bestimmen die Lautstärke der Gedanken, die in unserem Verstand widerhallen.

INSTINKT

Die Chakras sind Sitz des Instinkts. Zu den uns vertrauten Instinkten gehören das Überleben, die Liebe, eine Partnerin zu finden, Nachkommen zu zeugen und unsere Sicherheit. Alle diese Instinkte ruhen verschlüsselt in unserer Energiematrix.

In bestimmten Lebensbereichen, in denen wir Kenntnisse erwerben, entwickeln wir einen Instinkt. Bei den asiatischen Kampfsportarten kennen die Ausübenden die nächste Bewegung und reagieren instinktiv darauf, noch ehe ihr Gehirn die Zeit hatte, sie zu registrieren. Die Polizisten entwickeln bei ihren Nachforschungen einen gewissen Instinkt. Mütter fühlen instinktiv, wenn es um ihre Kinder geht. Ein gutes Kreuzverhör basiert auf dem Instinkt des Fragestellers. Erfolgreiche Investoren folgen ihrem Instinkt. Diese Art des Wissens, das nicht auf Erlerntem beruht, befähigt uns, uns auf die Energie unseres Fachgebietes einzustimmen. Es handelt sich dabei um eine Form teilweisen Energiebewusstseins. Und wo registrieren wir es? In unseren Chakras. Sind unsere Chakras kräftig, sauber und aktiv, verstärkt sich unser instinktives „Wissen".

LEBENSERFAHRUNGEN AN SICH ZIEHEN

Aufgrund einer nahezu magnetischen Resonanz ziehen wir Menschen an, die zu den Energiemustern in unseren Chakras passen. Diese Muster bilden sich als Folge vergangener Erfahrungen und unserer diesbezüglichen Gedanken und Emotionen.

Jeder, der an einer Beziehung interessiert ist, denkt an eine liebevolle, erfüllende und sich gegenseitig unterstützende Zweisamkeit. Doch was die Leute sich wünschen und was sie bekommen, sind häufig zwei verschiedene Dinge. Wenn die Chakras der Frau ein Energiemuster in sich tragen, das besagt: „Ich glaube, alle Männer sind gefühllos und anmaßend", wird sie, obwohl sie es sich anders wünscht, einen Mann mit einem solchen Energiemuster anziehen. Drückt ihr Energiemuster aus: „Ich möchte in einer liebevollen, warmherzigen Beziehung leben, in der man sich gegenseitig unterstützt und Liebe schenkt", wird sie jemanden mit dem entsprechenden Energiemuster anlocken.

Jedes Chakra besitzt seine eigene Geschichte, die jedem entgegenleuchtet. Dein Geld-Chakra mag zum Ausdruck bringen: „Ich kann schnell reich werden." Hast du diese Erfahrung nicht gemacht, dann ist es nicht das, was dein Wurzel-Chakra ausstrahlt, sondern eher: „Es fällt mir schwer, zu Geld zu kommen, und wenn, dann neige ich dazu, es zu verlieren." Du wirst wissen, was dein Wurzel-Chakra zum Ausdruck bringt, denn es wird dir tatsächlich passieren.

Indem wir uns stärker bewusst werden, was wir aussenden, können wir das, was wir im Leben empfangen, besser beeinflussen. Die Chakras zu reinigen und sie ins Gleichgewicht zu bringen, bedeutet, unsere Schwingung zu ändern und damit unsere Lebenserfahrungen. Auch dies gehört zu dem allumfassenden göttlichen Plan, dem Plan unserer Seele für diese Inkarnation (dem wir vor unserer Geburt zugestimmt haben) und unserem Karma.

HÖHERE INTELLIGENZ

Wenn durch Heilung und Meditation die Schwingungen unserer Aura und Energiezentren feiner und lichter werden, eröffnet sich uns eine wundervolle innere und äußere Welt.

Die Energiezentren sind Sitz übersinnlicher Funktionen und Fähigkeiten, wie Hellsehen, Hellhören und Hellfühlen. Über die Chakras erreichen wir andere Dimensionen und höhere Intelligenzen. Zu den höheren Intelligenzen gehören unser höheres Selbst, unsere geistigen Führer, Engelhelfer, verschiedene aufgestiegene Lehrer und erhabene Lichtwesen, die im Dienste der menschlichen Evolution stehen.

Wenn wir unsere höheren Chakras entfalten, entwickeln wir die Hardware, über die wir mit diesen höheren Wesen in Verbindung treten können. Sind die Energiezentren ausreichend gereinigt und entwickelt, ermöglichen sie es uns, unser höheres Selbst zu hören.

Die höhere Führung zu hören oder wahrzunehmen, hilft uns, unseren Lebensweg zu finden und ihn leichter zu gehen. Wir wollen die Fähigkeit erlangen, mit dieser unendlichen Weisheit und liebevollen Unterstützung in allen Lebensbereichen Kontakt aufzunehmen und sind bestrebt, ein klareres Verständnis dafür zu gewinnen, wer wir sind und warum wir auf der Erde weilen.

Mit dieser Bewusstseinsebene in Verbindung zu stehen, bedeutet eine Bereicherung unseres Lebens. Basierend auf echter, intuitiver Führung, gehen wir von einem rein logischen und linearen Denken zu einer konzeptuellen Denkweise über. Aufgrund dieser Bewusstseinsveränderung gewinnen wir ein Verständnis für die Universalprinzipien und Muster, so dass wir unsererseits die Entwicklung der Menschheit zu fördern und ihre Schwingung zu erhöhen vermögen.

SIDDHIS

Eine außergewöhnliche, intensive und anhaltende Entwicklung bestimmter Energiezentren ermöglicht es allen Menschen, scheinbar wundersame Kräfte zu besitzen. In der Hindu-Tradition werden diese Kräfte als Siddhis bezeichnet, wozu auch die Levitation gehört. In Amerika gibt es eine Schule, die eine bestimmte Meditation lehrt, die eine solch starke Energie im Wurzel-Chakra erzeugt, dass der Meditierende sich vom Boden erhebt. Ich habe eine Freundin bei dieser Meditationsform beobachtet. Glückselig, ein breites Grinsen im Gesicht, hüpfte sie durch den ganzen Raum. Das einzige Problem dabei ist, dass es auf einer weichen Unterlage geschehen muss, ansonsten gibt es paar blaue Flecken.

In seinem Buch *Autobiographie eines Yogi* berichtet Yogananda von einem schwebenden Yogi, der unbekleidet zu meditieren pflegte. Die Ortsansässigen nahmen Anstoß daran und ließen ihn ins Gefängnis werfen. Im Gefängnis zu meditieren, gefiel ihm nicht, weshalb er unbekleidet über dem Gefängnishof schwebte. Die Polizei wusste nicht, was sie mit ihm anfangen sollte und ließ ihn frei. Danach meditierte er splitternackt, mit überkreuzten Beinen, den einen Fuß mitten über dem Fluss, wo die Leute ihn in Ruhe ließen. Jeder in der Stadt konnte ihn sehen, und er wurde zur Touristenattraktion. Nur in Indien?

Anderen Yogis gelingt es, ihren Atem lange Zeit anzuhalten. Mönche haben dies demonstriert, indem sie sich begraben ließen, stundenlang ausharrten und durchaus lebendig waren, als man sie wieder ausgrub.

Wird ein bestimmtes Chakra zu stark angeregt, entwickelt die betreffende Person eine ungeheure Kraft. Ein Beispiel wäre die Situation, in der es einer Mutter gelang, mit ihren Händen ein Auto hochzuheben, um ihr darunter gefangenes Kind zu befreien. In diesem Fall war die ungewöhnliche Chakra-Aktivität der Reaktion auf einen Notfall zuzuschreiben. Die Mutter war danach völlig erschöpft und energetisch ausgelaugt, abgesehen von dem Schock, den sie erlitt, ihr Kind in einer solchen Gefahr erlebt zu haben.

Eine bestimmte Chakra-Entwicklung macht es möglich, an zwei Stellen zugleich zu sein. Eigentlich eine recht nützliche Fähigkeit, die leider nicht bewusst erlernt werden kann, es sei denn, man ist wahrhaft erleuchtet. Bis jetzt eine Seltenheit auf dieser Erde! Es hat den Anschein, dass die energetische Kopie des Selbst nur Menschen aufzusuchen vermag, um die wir uns kümmern, die sich um uns kümmern oder die uns um Hilfe gebeten haben. Wir können sie trösten und jenen beistehen, die unserer Hilfe bedürfen.

Es gibt eine Geschichte über den katholischen Franziskanermönch Pater Pio, der bekannt war für seine ungewöhnliche Fähigkeit, an zwei Orten gleichzeitig zu sein. Es geschah im Zweiten Weltkrieg. Während sein physischer Körper in der Klosterzelle schlief, erschien er bei einem Luftangriff überlebensgroß am Himmel. Als die Piloten sein Bild sahen, wussten sie, dass es sich um ein Wunder handelte und werteten es als ein Zeichen, abzudrehen. Dadurch blieben bestimmte Gebäude von großer historischer und religiöser Bedeutung von den Bomben verschont, ganz zu schweigen von den vielen italienischen Zivilisten.

Während des Bombenanschlages auf Bali, im Jahre 2002, befand sich einer unserer spirituellen Lehrer zufällig auf der Insel. Sein physischer Körper lag schlafend im Bett. Seine Leute hatten gesehen, wie er sich für die Nacht zurückzog. Einer von ihnen arbeitete in dieser Zeit an seinem Computer in der Hotelhalle. Um diese zu verlassen, hätte der Lehrer direkt an ihm vorbeigehen müssen, was nicht der Fall war. Er hatte das Hotelgebäude niemals verlassen. Dennoch berichteten zahlreiche Leute, ihn gesehen zu haben, als er sich in dem überfüllten Krankenhaus während der ganzen Nacht um die Kranken kümmerte.

Manche Menschen mit riesigen, kraftvollen Chakras entwickeln ein photographisches Gedächtnis. Mir ist das noch nicht passiert, aber ich gebe die Hoffnung nicht auf.

Eine gewisse Chakra-Entwicklung ermöglicht es, Feuer aus der Hand springen zu lassen. In Java gibt es jemanden, der *Nan king* praktiziert und diese Fähigkeit des öfteren seinen Schülern vorführt.

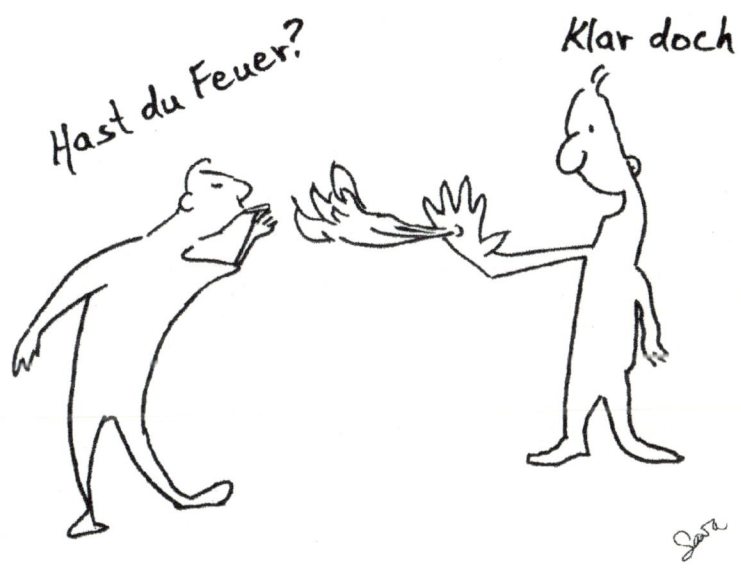

Tibetische Mönche haben sich im Schnee begraben lassen, ohne dass sich dies auf ihre Körpertemperatur auswirkte. Sie erfroren nicht, da sie aufgrund ihrer hohen Entwicklung ihrem Ätherkörper befehlen konnten, die erforderliche Wärme zu produzieren, die ein Überleben sicherte.

Andere heilige Männer sind in der Lage, Gegenstände oder heilige Asche zu manifestieren. 2002 und 2003 besuchte ich den Ashram von Sai Baba und beobachtete die Manifestation heiliger Asche und anderer Dinge.

In die Zeit unseres Aufenthaltes im Ashram fiel ein Festtag. Zur Freude aller Anwesenden brachte man Sai Babas langjährige Freundin, die Hauselephantin Sai Gita, in den Tempel. Sie war festlich geschmückt und stand ruhig und geduldig an ihrem gewohnten Platz und wartete ebenfalls auf die Ankunft von Sai Baba. Als er eintrat, sah sie ihn als Erste und trompete ihm ihre Begrüßung entgegen. Er ging sofort zu ihr hinüber und begann sie zu streicheln. Dann legte er seine leere Hand in ihr Maul und ließ Dutzende von rosaroten Äpfeln hervorquillen.

Um irgendeine dieser Kräfte bis zu einem gewissen Grad zu entwickeln, bedarf es jahrelanger konzentrierter Bemühung, um mit jemandem zu lernen, der den Prozess bereits kennt. Diejenigen, die diese Dinge beherrschen, sind die Olympioniken der ätherischen Welt.

Ein Meister der Energie zu werden, erfordert die gleiche Art der Hingabe wie zu einem großen Sportler aufzusteigen, was allerdings in beiden Fällen eine gewisse Begabung voraussetzt. Obwohl sich die wenigsten Menschen dafür interessieren, Meister der Energie-Ströme zu werden, sondern eher olympischer Held sein wollen, sollten wir erkennen, zu was wir fähig sind.

WIE MAN MIT DEN CHAKRAS ARBEITET

Die Chakras sind in den einzelnen Kulturen schon seit Jahrtausenden bekannt. Auf christlichen Darstellungen von Heiligen und von Jesus sieht man den Kopf von einem Lichtschein umgeben. Es ist das Scheitel-Chakra. Auf anderen Bildern umflutet ein heller Schein die gesamte Gestalt, was auf die Aura hindeutet. Neu ist der Weg, direkt mit den Energiekörpern zu arbeiten, Veränderungen in unserem Leben hervorzurufen und uns selbst, die Welt und unseren Platz darin besser zu verstehen.

In den folgenden Kapiteln werden wir die einzelnen Haupt-Chakras besprechen, ihre Lage bestimmen und auf die Möglichkeiten, die zu überwindenden Ängste und eventuellen Folgen eingehen, die bei der Arbeit mit ihnen auftreten können. Geschichten illustrieren den Weg, um den Geist in unseren Chakras zu entfachen. Den Abschluss bilden Übungen zur Entwicklung des jeweiligen Chakras sowie unterstützende Affirmationen. Bevor wir beginnen, wollen wir die Begriffe *Möglichkeiten, Ängste* und *Folgen* klären.

Möglichkeiten

Von Zeit zu Zeit oder von Leben zu Leben wird jedes Chakra deine Aufmerksamkeit fordern und zum Mittelpunkt der Entwicklung werden. Die Haupt-Chakras sind ein Studium multidimensionalen Potenzials.

Wenn wir lernen, ein Chakra zu entwickeln und zu beherrschen, macht sich dies bezahlt. Der Weg mag oft hart sein und muss erfahren, nicht nur gedanklich reflektiert werden. Wie das Mahlgut zur Mühle gebracht wird, so hat das Universum eine unglaubliche Art, uns diejenigen Umstände zu präsentieren, die uns unfehlbar die Möglichkeiten für eine ausgewogene und umfassende Meisterung unseres Lebens bieten.

Ängste

Führen wir ein behagliches Leben, sehen wir uns kaum Herausforderungen gegenüber, die unsere geistige Entwicklung besonders stark beeinflussen könnten. Wir trotten einfach dahin.

Diese Behaglichkeit wirkt bedrückend. Sie ist nicht statisch. Wenn wir in dieser Zufriedenheit verharren, wird der Raum enger, was uns isoliert, einengt, zum kleinen Gewohnheitsmenschen macht, verkümmern lässt und abstumpft. Die Seele sucht Abwechslung. Unser Geist liebt das Abenteuer und möchte lernen.

Das Leben sollte keine organisierte Reise zum Grab sein,
Das wir sicher und ohne Zwischenfälle in einem attraktiven und gut
erhaltenen Körper erreichen.
Eher auf Abwege geraten,
Champagner in der einen, Erdbeeren in der anderen Hand,
Der Körper gründlich verbraucht,
Mit offenem Herzen,
Ungebundenem Geist,
Sich emporschwingender Seele,
Völlig erschöpft schreiend:
„Juhu, welch eine Fahrt!"

(Autor unbekannt)

Wenn wir es wagen, nur einen winzigen Schritt aus dieser behaglichen Welt herauszutreten, weitet sich diese. Wir werden stärker, ungehemmter, beherzter und lebendiger.

Sobald wir unsere Ängste überwinden und Vorwürfe und Bindungen an andere Menschen, Orte, Dinge, Zeiten und Ereignisse, die angeblich unsere Ängste in erster Linie „verursachten", loslassen, werden wir frei. Wir wachsen. Unsere Seele ist bereichert. Wir haben es geschafft. Wir sind nicht mehr das Opfer, denn wir erkennen, dass es sich nur um eine Prüfung gehandelt hat, die nicht eher abgeschlossen ist, als bis wir sie bestanden haben. Selbst wenn es Jahre oder mehrere Leben kosten sollte, es einmal bestanden zu haben, bedeutet, es hat sich der Seele eingeprägt.

Der schöpferische Teil dieses Prozesses, unser Wachstumsschritt, vollzieht sich schichtweise, vergleichbar mit dem Schichtgestein eines Felsens.

Der kreative Vorgang beinhaltet auch einen zerstörerischen Aspekt, der gleichermaßen gesund und notwendig ist, die Phase des Loslassens der Vergangenheit. Unsere negativen Erfahrungen haben zweifellos zu unserem Wachstum beigetragen. Unsere Seele hätte sie nicht gewählt, wenn wir nicht damit umgehen könnten. Die Opferrolle muss aufgegeben, umbesetzt, aus einer höheren Perspektive verstanden, vergeben und losgelassen werden.

Was geschieht, wenn wir unsere Sicherheitszone (selbst wenn sie nicht funktioniert) verlassen und unsere Verhaltensmuster neu definieren? Wird der Himmel einstürzen? Werden wir in dieser Welt überleben können? Werden unsere Gefühle so grob sein, dass wir den Dingen nicht mehr gewachsen sind? Werden wir noch Geld haben? Werden wir noch geliebt werden?

Derartige Hindernisse zu überwinden, entwickelt eine vielseitige Stärke. Am Ende werden jene, die ihren Geist, auf welchem Wege auch immer, entfacht haben, ausnahmslos den Mut entwickeln, derjenige zu sein, der sie sind, ihre eigene Wahrheit zu sprechen und unerbittlich ihre eigene Verbindung mit dem Göttlichen zu knüpfen.

Je stärker wir werden, desto größer die Herausforderungen. Man gibt nach acht Jahren einem Schüler keine Aufgaben aus dem Kindergarten. Wie könnte er sich dann entwickeln? Wahrscheinlich erkennt er nicht einmal, dass es sich um eine Herausforderung handelt, höchstens, dass er sie vor acht Jahren als solche empfunden hat.

Im Hinblick auf die geistige Entwicklung bedeutet die Auseinandersetzung mit den einzelnen Erfahrungen, dass wir voranschreiten. Die am stärksten erzieherisch wirkenden Erfahrungen sind wohl diejenigen, die uns aus unserer Sicherheitszone herausholen, uns herausfordern und Spannung erzeugen. Diese Spannung kann auf physischer, mentaler, emotionaler oder geistiger Ebene sein. Bevor wir uns inkarnieren und noch im Bewusstsein unseres höheren Selbst, setzen wir die Agenda für uns fest. Aus Sicht unseres höheren Selbst geht es nicht um Gewinn oder Verlust. Es geht um die Reise und um das, was wir daraus lernen.

Die Folgen

Diesen Wachstumsprozess kann man nicht leugnen, überspringen oder vermeiden. Im Laufe verschiedener Lebensphasen und Inkarnationen stehen unterschiedliche Entwicklungsperioden im Brennpunkt.

Wenn wir uns der Herausforderung nicht stellen, unsere Ängste zu überwinden, türmen sie sich auf und ziehen physische und emotionale Erfahrungen an, die darauf hinweisen, an was gearbeitet werden muss. Wir stoßen auf Widerstand, schwierige Beziehungen, Stauungen, Rückfälle, angegriffene Gesundheit oder andere Energieblockaden.

Achte bei der Lektüre der nächsten Kapitel über die Chakras auf das, was dich am stärksten anspricht, da es sich dabei um deine augenblicklichen Entwicklungsbereiche handeln mag.

Durchbrechen wir unsere persönlichen Barrieren und setzen uns mit unseren Ängsten auseinander, können wir den Kurs ein wenig ändern. Fehler ziehen unangenehme Folgen nach sich. Dies ist keine Bestrafung, nur die Bestätigung, dass etwas nicht stimmt. Machen wir es richtig, stoßen wir auf glückliche Umstände. Überall tauchen hilfreiche Zufälle auf, und wir fühlen uns schließlich viel lebendiger.

Wir werden feststellen, dass es selbst in unseren dunkelsten Stunden einen Pfad der Gelassenheit und Heiterkeit gibt. Wir müssen ihn nur finden und weiter sausen.

Kapitel 9

Das Wurzel-Chakra

Das Wurzel-Chakra liegt an der Wirbelsäulenbasis und ragt rückwärts an der Stelle aus dem Körper, an dem der Schwanz säße, wenn
wir einen besäßen.

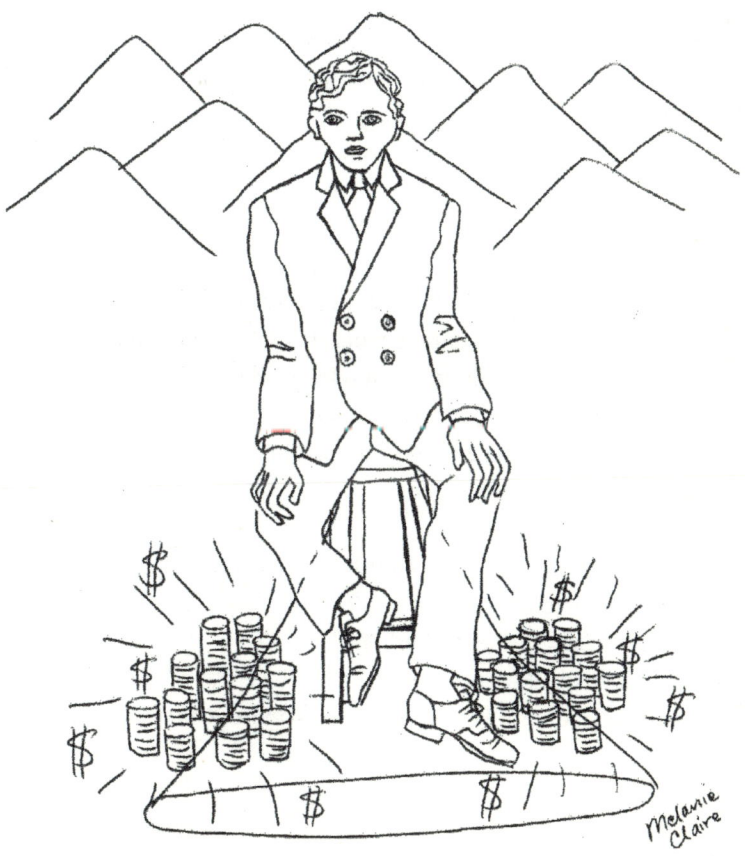

MÖGLICHKEITEN

- Ausgeprägter Überlebensinstinkt und entsprechende Fertigkeiten.
- Physische Sicherheit
- Gute Stammes- oder Familienstrukturen
- Vorhandensein irdischer Güter
- Gesunder Geldfluss
- Erdverbundene Annäherung
- Sachlichkeit
- Irdisches Weltbild
- Kräftiger Körper
- Kräftiges Muskel- und Knochensystem
- Starke Vitalität und gesunde Energie
- Dynamik

ÄNGSTE

- Etwas loslassen, das sicher, aber nutzlos erscheinen mag.
- Angst vor Körperverletzungen bei sich selbst oder anderen.
- Angst vor Dingen, wie Spinnen oder großen Höhen.
- Keine sichere Grundlage zu besitzen.
- Angst, nicht für den eigenen Lebensunterhalt sorgen zu können.
- Nicht anerkannt zu werden.
- Finanzielle Ungewissheit
- Von dem Stamm oder der Familie zurückgestoßen zu werden.
- Angst vor Verzicht
- Mangel an physischer Sicherheit
- Nicht dazuzugehören
- Angst zu leben (im Hinblick auf Selbstmordgedanken).

FOLGEN

- Angstgefühl in Bezug auf irdische Sicherheiten
- Rückenschmerzen
- Kein Geld
- Ungenügende Geldmittel
- Schlafschwierigkeiten
- Hyperaktivität
- Depression
- Gefühl von Ausgeliefertsein
- Unfähig, eine Beziehung zu Familienmitgliedern aufzubauen.

DEN IMPULS DES WURZEL-CHAKRAS ENTFACHEN

Gruppen und Stämme

Wir alle benötigen für unsere Sicherheit eine gewisse gesellschaftliche Struktur, die uns Halt gibt. Die Familie und die Gemeinschaft und die von ihr ausgehenden Strukturen sind Angelegenheiten des Wurzel-Chakras.

Auf emotionaler Ebene bilden die Eltern, Großeltern und andere Blutsverwandte den grundlegenden Halt. Läuft irgendetwas in diesen Beziehungen schief und unser Sicherheitsempfinden wird dadurch bedroht oder unsere Fähigkeit zu überleben herausgefordert, kann es passieren, dass wir unser Wurzel-Chakra schneller entfalten müssen als andere Leute. Fällt uns dies schwer, werden wir wahrscheinlich Probleme mit diesem Energiezentrum bekommen.

Das Wurzel-Chakra reagiert auf die Energie der Gruppe, der wir angehören. Mir ist aufgefallen, dass dieses Energiezentrum von Leuten, die in den Ruhestand gingen, ihre Arbeitsstelle wechselten, auswanderten oder irgendeine andere einschneidende Veränderung in ihrem Leben erfuhren, ziemlich instabil wurde. Das Energiezentrum wird schwach und schwankt hin und her, bis es in einer anderen

Gruppe oder an einem anderen Ort wieder Fuß gefasst hat. Daraus entsteht das Empfinden, entwurzelt und deplatziert zu sein, ein Gefühl der Verwirrung, Unsicherheit, Ängstlichkeit und Zögerlichkeit, was von schwach bis sehr heftig auftreten kann.

Dr. Christine Northrop, eine intuitive Heilerin und Medizinerin in den Vereinigten Staaten, erklärt, dass wir unsere Finger in vier oder mehr „Kuchen" haben müssen, um wirklich stabil und anhaltend gesund zu sein. Wir benötigen mindestens vier Gruppen, denen wir angehören und mit denen wir uns in gewisser Hinsicht identifizieren. Auf diese Weise kann unser Wurzel-Chakra in zahlreiche „Stämme" und Sicherheitsformen gestöpselt werden. Sollte es in ein, zwei Kuchen nicht funktionieren, stehen uns noch ein paar mehr zur Verfügung. Wir entwurzeln nicht völlig.

Die meisten Menschen sind mit der Familie und dem Arbeitsplatz verbunden. Das sind zwei Kuchen. Viele betreiben Sport; das ist ein dritter. Dr. Northrop empfiehlt, sich einer spirituellen Gruppe anzuschließen und behauptet, dies sei eine der wesentlichen Rollen, die die organisierten Religionssysteme spielen. Gehörst du nicht zu den religiösen Typen, kannst du eine Gruppe gleichgesinnter Menschen finden, wenn du danach Ausschau hältst.

Denke einen Augenblick darüber nach, woher du dein Sicherheitsgefühl nimmst. Bist du nicht in mehreren tragenden Gruppen verankert, mag es an der Zeit sein, sich darum zu kümmern. Die Art der Gruppe spielt keine Rolle (solange sie nützlich ist), wichtiger ist das Gefühl einer gewissen Identität und Akzeptanz. Ich kenne jemanden, der sich einer mittelalterlichen Gesellschaftsgruppe angeschlossen hat. Jeder trägt mittelalterliche Kleidung, und man gibt sich große Mühe, für jedes Fest ein neues Kostüm zu entwerfen. Man führt Schwertkämpfe, trinkt reichlich Met und anderes mittelalterliches Gebräu und hat eine wunderbare Zeit. Diese Dazugehörigkeit macht für die Beteiligten einen großen Teil ihres Lebens aus. Es bilden sich Freundschaften innerhalb der Gruppe, die das gesellschaftliche Rückgrat der Gemeinde darstellt.

Anerkennung

Wir müssen den Grundbedürfnissen unseres Überlebens begegnen. Von den Gruppen, denen wir angehören, anerkannt und akzeptiert zu werden, ist lebenswichtig. Im Zuge unseres Wachstums und unserer Veränderung kann es geschehen, dass wir der Gruppe entwachsen. Dies ist oft der Fall, wenn sich jemand geistig und emotional entwickelt. Er stellt fest, dass die Menschen, die in der Vergangenheit ein Teil seines Lebens gewesen sind, jetzt verhältnismäßig negativ und wenig hilfreich zu sein scheinen. Sie liegen nicht mehr auf der gleichen Wellenlänge, und es wird Zeit, voranzuschreiten. Nicht mehr von der Gruppe akzeptiert zu werden und neue Gruppen zu finden, gehört zum Entwicklungsprozess des Wurzel-Chakras.

Jane suchte mich wegen ihrer chronischen Rückenschmerzen auf. Sie erzählte von ihren vielen Ängsten, der Furcht vor Spinnen, großen Höhen und Krankheit. Als ich in ihr Wurzel-Chakra blickte, sah ich ein Fernsehgerät. *Verrückt*, dachte ich und fragte sie, ob Fernsehen oder Fernsehgeräte eine wichtige Rolle in ihrem Leben gespielt hätten. Sie verneinte. Ich fuhr in meiner Arbeit fort und wunderte mich, was der Fernseher in ihrem Wurzel-Chakra wohl zu bedeuten hatte. Dann begann Jane zu weinen. Als sie sich beruhigt hatte, erzählte sie, sie habe sich an etwas erinnert, an das sie seit Jahren nicht mehr gedacht hatte.

Janes Eltern waren beide Alkoholiker und nicht in der Lage, ihr die angemessene Unterstützung, Sicherheit und Pflege zukommen zu lassen. Die Erziehung beschränkte sich auf die rein physische Notwendigkeit. Soweit sie sich zurückerinnern konnte, gingen die Eltern jeden Abend ins Wirtshaus und ließen sie mit dem Fernseher allein zu Hause, ohne Gesellschaft und Unterstützung. Das Fernsehen war ihr Babysitter und ihr einziger Halt. Deshalb saß es in ihrem Wurzel-Chakra.

Sie durchlief einen energetischen Prozess, bei dem sie ihren Eltern vergab und erkannte, dass sie trotz ihrer unüblichen Kindheit und völligen Vernachlässigung eine starke Fähigkeit entwickelt hatte, allein zu sein, sich zu vertrauen und für sich zu sorgen. Sie musste die Fernsehenergie buchstäblich aus ihrem Wurzel-Chakra herauslösen und sich wieder mit der Realität der physischen Welt und dem spirituellen Kern ihres Seins verbinden. Ihre Rückenschmerzen verschwanden fast gänzlich, und ihre Fähigkeit, sich in der Welt zu bewegen und sicher zu fühlen, wuchs.

Geld

Eine der Hauptmöglichkeiten, in dieser Welt zu überleben, besteht in der Anhäufung von genügend Energie, die von der Gesellschaft, in der wir leben, geschätzt wird. In unserer Gesellschaft nimmt diese Energie die Form von Geld an.

Während meiner Laufbahn bei Gericht bemerkte ich, dass diejenigen, die als fleißige, erfolgreiche Rechtsanwälte Umsummen an Geld verdienten, ein gewaltiges Wurzel-Chakra besaßen. Seine Länge betrug oft zehn und mehr Meter und sein Durchmesser war riesig. In ihrem Wurzel-Chakra lag die Fähigkeit verankert, riesige Geldsummen anzuziehen.

Menschen mit einem großen Wurzel-Chakra haben das Bewusstsein und die Energie entwickelt, durch Geld und Vermögen Sicherheit zu schaffen. Sie schwingen mit der Geldenergie in Einklang, weshalb es ihnen leicht fällt, Geld und Überfluss anzuziehen.

Wie bereits erwähnt, wirken sich unsere Affirmationen auf unsere Chakras aus. Manche Menschen benutzen in Gelddingen Affirmationen, die in keinem Verhältnis zu der Entwicklung ihres Wurzel-Chakras stehen. Wenn du 30.000.- Dollar verdienst und mit einer Affirmation beginnst, die besagt, dass du 300.000.- Dollar verdienst, besteht die Möglichkeit, dass dein Wurzel-Chakra zu diesem Zeitpunkt nicht über genügend Energie verfügt, dies zu unterstützen. Um mehr zu bitten, als das Chakra handhaben kann, ist ein sicherer Weg, es zu erschöpfen.

Es gibt Wege zu überprüfen, ob das Wurzel-Chakra in der Lage ist, das Einkommen zu verdoppeln. Bleibt die Größe des Chakras bestehen oder nimmt diese zu, kannst du es schaffen. Schrumpft es, bist du für eine solche Erhöhung der Einkünfte noch nicht bereit. Um das gewünschte Vermögen anzulocken und es zu halten, musst du das Wurzel-Chakra entfalten.

Craig war Buchhalter und stets stolz darauf gewesen, gute Arbeit zu leisten. Außerdem liebte er es, anderen Menschen zu helfen und saß im Vorstand vieler Wohltätigkeitsvereine, unter anderem bei einer Gruppe, die Kinder von Alkoholikern betreute.

Während der letzten zehn Jahre hatte Craig mit seinem Partner Henry, einem älteren, eher konservativen Buchhalter, in einer Kleinstadt gearbeitet. Es war ihm aufgefallen, dass Henry zunehmend schweigsamer wurde, wusste aber nicht warum. Im Nachhinein lag es auf der Hand. Henrys Kundenstamm nahm zusehends ab, wohingegen Craig immer mehr Klienten anzog. Henry wusste sich nicht anders zu helfen, als äußerst boshaft über seinen Partner herzuziehen und das Gerücht zu verbreiten, Craig befasse sich mit Alkoholiker-Kindern, weil er angeblich selbst unter einem Alkoholproblem litt, was natürlich nicht zutraf. Dieser hatte keine Ahnung von der Beschuldigung und wunderte sich nur, warum seine Klienten scharenweise ausblieben. Das persönliche Verhältnis zwischen Henry und ihm spitzte sich in einer Weise zu, dass Craig die Praxis verließ.

Craigs Energiepegel war in dieser Zeit gewaltig gesunken. Als er seinen Arbeitsplatz verließ, verfiel er in eine Depression. Er konnte sich des Gefühls nicht erwehren, dass es Henry auf seinen schwindenden Klientenstamm abgesehen hatte, wusste es aber niemals zu beweisen, bis er von der frechen Verleumdung hörte.

Craig hatte achtzehn Monate unter Depressionen gelitten, als er zu mir kam. Nach der ersten Behandlung, die sich auf das Wurzel-Chakra konzentrierte, begann sich seine Energie zu erholen. Nach der zweiten Behandlung ging es ihm wesentlich besser, und er begann, ein neues Büro aufzubauen. Es dauerte eine Weile, bis er Henrys Boshaftigkeit überwunden hatte. Schließlich konnte er ihm vergeben und erkannte, dass Henry nur ein ängstlicher alter Mann war. Craigs Ansehen zu beschädigen, hatte diesem im Grunde genommen nicht geholfen, und er blieb mittelmäßig und wortkarg wie immer. Als Craig erkannte, dass er auch ohne Henry, der in beruflicher Sicht die Vaterrolle gespielt hatte (eine Wurzel-Chakra Beziehung) sicher und lebensfähig war, normalisierte sich sein Wurzel-Chakra, und er erarbeitete wieder ein gesundes Einkommen.

Zögern, ich?

Bei einem schwachen Wurzel-Chakra neigt man dazu, die irdischen Dinge, die erledigt werden müssen, um in dieser Welt zu bestehen, aufzuschieben. Dynamische Menschen besitzen meistens ein großes Wurzel-Chakra. Zögert man, wird es langsamer. Diejenigen, welche die Dinge immer wieder hinauszögern, schwächen es. Was war zuerst, das Küken oder das Ei? Aufschub verlangsamt das Wurzel-Chakra, und da es langsamer geworden ist, zögert die betreffende Person.

Ein Heiler vermag das Energiezentrum anzukurbeln, in dem er den energetischen Parameter für die zu überwindende Verzögerung setzt. Die Person muss die erforderlichen Dinge nach wie vor in Angriff nehmen, was leichter fällt, wenn das Wurzel-Chakra gereinigt und mit einer höher schwingenden Licht- oder Klangenergie durchtränkt wurde.

Geerdet und praktisch

Menschen, die nicht genügend stark mit dem Bewusstsein des Wurzel-Chakras verbunden sind, haben Schwierigkeiten, geerdet zu sein. Sie sind unpraktisch und können sich nicht um sich selbst kümmern. Leute, die ein „Gehirn von der Größe eines Planeten" aber keinen gesunden Menschenverstand besitzen, mögen anderweitig hoch entwickelt sein, haben aber ein kleines Wurzel-Chakra. Sie neigen dazu, den Bezug zur irdischen Realität zu verlieren, selbst wenn sie hoch intelligent sind. Wenn sie ihr Wurzel-Chakra entwickeln, können sie Intelligenz mit dem Praktischen verbinden, was sie befähigen wird, im Leben vorwärts zu kommen.

Depression

Durch das Wurzel-Chakra und unsere Verbindung zur Erde erfahren wir Freude. Ist die Verbindung gestört, kann es zu Depressionen kommen. Gestaltet sich unser irdisches Leben durch und durch unerfreulich, kann dieses Energiezentrum vorübergehend streiken. Es entwurzelt, da es die auf physischer Ebene gemachten Erfahrungen ablehnt, was zur Depression führen kann.

Während meiner juristischen Tätigkeit vertrat ich viele Lehrer, die auf den gewaltigen Stress an ihrem Arbeitsplatz mit Depressionen reagierten. Energetisch gesehen, waren sie nicht in der Lage, physisch präsent zu sein, was ihr Wurzel-Chakra schrumpfen ließ. Natürlich wussten sie dies nicht, und ich konnte es ihnen als Anwältin auch nicht wirklich sagen. (Ich hätte ihre Probleme lösen können, hätten sie gewusst, dass ihre Anwältin ihr Wurzel-Chakra betrachtet.)

Eine meiner Klientinnen war eine Lehrerin, die an einer Schule für schwer erziehbare Kinder arbeitete. Ein Sicherheitsbeamter begleitete sie zum Klassenzimmer und blieb draußen stehen, um Ordnung zu gewährleisten. Diese sanftmütige und intelligente Lehrerin, die sich klar auszudrücken vermochte, übte ihren Beruf bereits seit langem erfolgreich aus. Auf die Brutalität, die ihr die Jungen jener Schule entgegenbrachten, war sie allerdings nicht vorbereitet. Am ersten Tag stürzte sich einer von ihnen mit zwei spitzen Bleistiften auf ihre Brille und zerbrach sie. Der Sicherheitsbeamte hatte nicht schnell genug reagiert, um dies zu vermeiden.

Obwohl sich derartige Zwischenfälle nicht jeden Tag ereigneten, stand die Bedrohung ihres Körpers täglich im Raum. Sie begann, Dinge zu vergessen, sich schwach zu fühlen und unter Rückenschmerzen zu leiden. Im Gegensatz zu früher, bereitete es ihr große Mühe, die Bücherkisten in die Klasse zu tragen. Als sie eines Tages einen Schüler korrigierte, schnappte dieser sie, hob sie hoch und hängte sie an ihren Kleidern an den Kleiderhaken. Die anderen fanden es toll.

Wie soll man unter solchen Umständen arbeiten können? Wundert es da, wenn sich ihr Wurzel-Chakra zurückzog? Sie entwickelte die klassischen Symptome einer Depression. Es gelangte keine Freude durch ihr Wurzel-Chakra in sie hinein. Sie fühlte sich geschwächt und immer müde. Es fehlte ihr an der Motivation. Sie schien nichts zuwege zu bringen. Es fiel ihr schwer, alltägliche Entscheidungen zu treffen, sich an Namen zu erinnern oder zu konzentrieren. Ihre Rückenschmerzen schienen sich zu verschlimmern, obwohl die Ärzte keine physische Ursache für dieses Problem fanden. Auf energetischer Ebene gab es natürlich eine eindeutige Verbindung zwischen dem Wurzel-Chakra und ihren Beschwerden.

Sie ließ die Ängste los und vergab ihren Angreifern, was wieder ein wenig Energie in dieses Chakra brachte. Im Laufe mehrerer Heilbehandlungen musste es wieder angeregt werden, damit sie wirklich weitergehen konnten. Sie erholte sich vollständig.

Überleben

Menschen mit einem starken Überlebensgefühl besitzen ein gesundes Wurzel-Chakra. Menschen, die ihr Leben kaum im Griff haben und denen nicht viel daran liegt, ob sie leben oder sterben, besitzen ein schwaches Wurzel-Chakra. Mit zunehmender Kräftigung dieses Energiezentrums wird auch der Überlebensinstinkt angeregt. Eine Behandlung des Wurzel-Chakras ist jedem zu empfehlen, der sich mit Selbstmordgedanken beschäftigt hat. Das Gleiche gilt für jene, die unter Depressionen leiden. Die Energieheilung und die westliche Medizin wirken am besten im Zusammenspiel.

Wurzel-Chakra-Übung

Um das Wurzel-Chakra zu kräftigen, versuche folgende Meditation zur Erdung:

1. Anrufung. Siehe dazu Teil III.
2. Atme ein und stelle dir beim Ausatmen vor, dass du durch deinen Körper, durch deine Wirbelsäule hindurch, Energie direkt in die Erde atmest.

3. Stelle dir vor, dass eine mächtige Pfahlwurzel von deiner Wirbelsäulenbasis in die Erde ragt.
4. Beim nächsten Einatmen atme Energie aus der Erde in dein Wurzel-Chakra empor.
5. Atme durch die Pfahlwurzel in die Erde aus und stelle dir vor, dass sich um die Pfahlwurzel Nebenwurzeln bilden, die dich sicher in der Erde verankern.
6. Atme durch das Wurzelsystem nach oben.
7. Wiederhole die Ein- und Ausatmung durch das Wurzelgeflecht mehrere Minuten lang.

Man kann diese Übung verwenden als:

- Tägliche Meditation
- Wenn du spürst, dass sich die Räder rasch drehen, du aber nichts erreichst.
- Vor schwierigen Begegnungen, wie Einstellungsgesprächen und Meditationen
- Ehe man auf schwierige Klienten oder Kollegen trifft.
- Wenn man in ein anderes Land geht.
- Bevor man etwas Neues beginnt.

Wurzel-Chakra-Affirmation

Ich bin sicher geerdet und verwurzelt in Mutter Erde.
Ich bin sicher, stark, glücklich, unterstützt und praktisch.
Es fällt mir leicht, Geld und alle guten Dinge zu manifestieren.

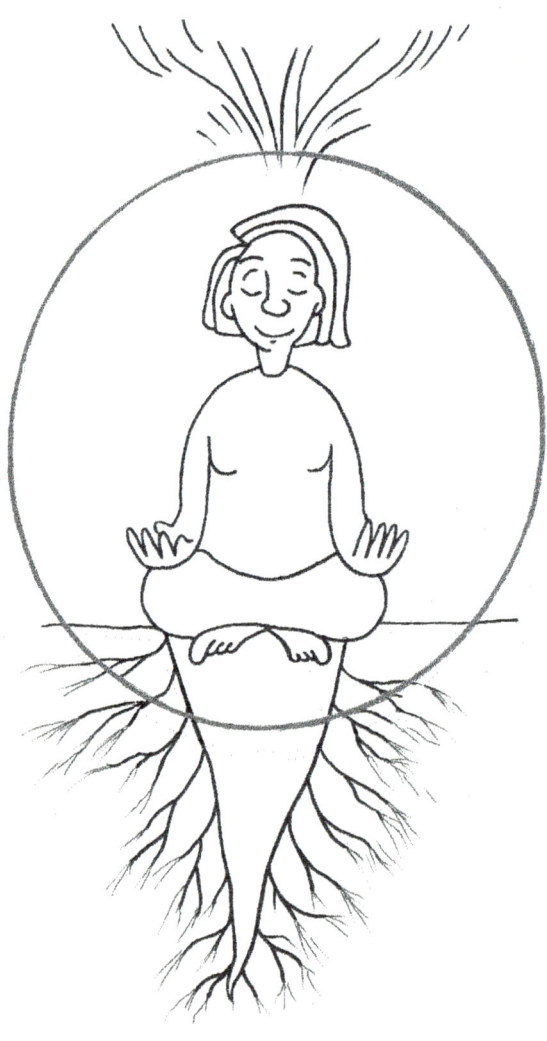

Kapitel 10

Das Sakral-Chakra

Das Sakral-Chakra liegt über dem Schambein.

MÖGLICHKEITEN

- Ursprung neuen Lebens, Ur-Qi
- Gesunde Libido
- Gesundes Sexualleben
- Fortpflanzungsfähigkeit
- Fähigkeit und Verlangen zu erschaffen
- Magnetismus, Anziehungskraft auf andere
- Jugendlichkeit
- Größere Langlebigkeit
- Gesunde Fortpflanzungsorgane und Blase
- Reichlich Energie, um die oberen Chakras zu versorgen.
- Göttliche Vereinigung mit dem Geliebten
- Ekstatische und lang anhaltende, orgiastische spirituelle Erfahrungen durch Tantra oder Heiligen Sex.
- Gesunde obere Chakras, da das Ur-Qi aus dem Sakral-Chakra ganz natürlich durch den Körper kreist.

ÄNGSTE

- Loslassen eines gescheiterten kreativen Vorgangs
- Freisetzung aller festsitzenden Energien im Hinblick auf Geburten Abtreibungen, Kindestod
- Angst, im Sexualleben zu versagen.

- Angst, sexuell nicht attraktiv zu sein.
- Überwindung von Sexualmissbrauch, einschließlich Inzest und Vergewaltigung
- Angst vor körperlicher Kindesverletzung
- Mangelnde sexuelle Sicherheit

FOLGEN

- Angstgefühle in Bezug auf folgende Themen:
- Libido-Probleme
- Unfruchtbarkeit
- Krankheiten der Fortpflanzungsorgane
- Blasenbeschwerden
- Mangelndes Vergnügen
- Unfähigkeit, sich mit dem Partner zu verbinden.
- Rasches Altern
- Fehlendes Charisma
- Mangelnde geistige Gesundheit
- Blockierte Kreativität

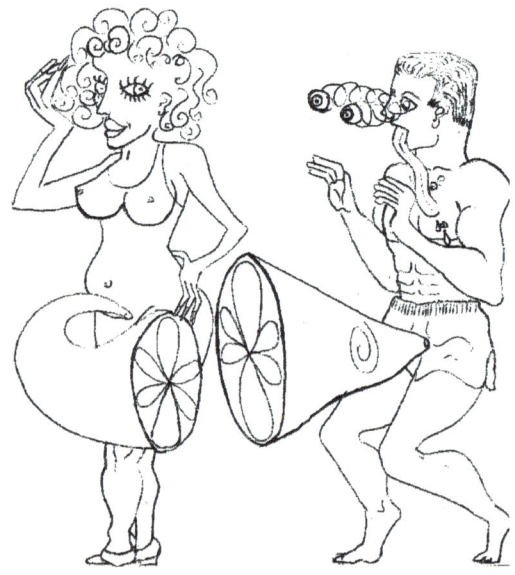

BEZIEHUNG ZU ANDEREN CHAKRAS

Das Sexual-Chakra steht in enger Beziehung zum Wurzel-Chakra. Ist letzteres blockiert, trifft dies oftmals auch für das Sakral-Chakra zu.

Alle oberen Energiezentren sind in gewisser Weise von der Urenergie des Sexual-Chakras abhängig, die frei und natürlich durch den Körper fließt. Wird sie blockiert, treten Mangelerscheinungen in den oberen Energiezentren auf. Bestimmte Geisteszustände lassen sich zumindest teilweise darauf zurückführen, dass nicht genügend Sexualenergie durch das Gehirn fließt. Prana-Heiler haben gezeigt, dass sich die Symptome verringern, wenn man die Sexualenergie durch das Gehirn des Patienten kreisen lässt. Dies muss regelmäßig geschehen, um nach mehreren Monaten einen Fortschritt verzeichnen zu können.

DEN IMPULS DES SEXUAL-CHAKRAS ENTFACHEN

Libido

Menschen mit einem ausgedehnten Sexual-Chakra besitzen in den meisten Fällen einen starken Sexualtrieb. Ist dieses Energiezentrum erschöpft und/oder verstopft, kann Verlust der Libido oder der schöpferischen Energie die Folge sein.

Hält der Zustand an, werden die Fortpflanzungsorgane oder die Blase nicht mehr mit Energie versorgt und erkranken.

Sexuelle Vereinigung

Beim Liebesakt wird das Sexual-Chakra besonders stark angeregt, und es verbinden sich nicht nur die physischen Körper miteinander, sondern auch die Chakras. Die Energie fließt von einer Person zur anderen. Achten wir auf uns und die Reinheit unserer Energiekörper, so dass sie leuchten, werden auch unsere Chakras rein, aktiv und strahlend sein. Wenn dein Partner einen anderen Lebensstil führt, viele Affären hat, sich nicht weiterentwickelt oder raucht, trinkt und sich ungesund ernährt, wird schließlich etwas von diesem Energie-Cocktail an dir hängen bleiben. Das Beste wäre, ihm eine Heilbehandlung zu verabreichen, ehe du mit ihm schläfst, besonders bei neuen Partnern. Wenn er nicht davonläuft, wird er dein Angebot dankbar annehmen, denn er wird sich danach leichter und lebendiger fühlen, was beiden zugute kommt.

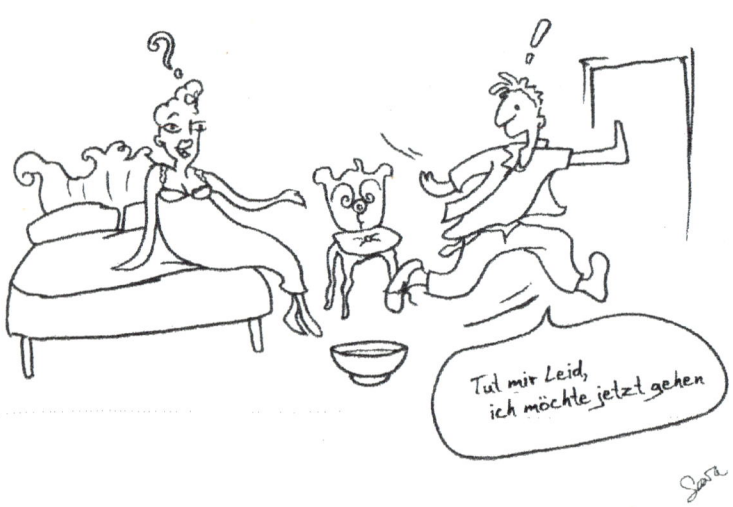

Verzerrter Sex

Wird die Sexualenergie missbraucht und in liebloser Weise zum Ausdruck gebracht, kann dies zu schwerwiegenden Konsequenzen führen. Da sie mit ihrer Kraft jede andere Energieform des Menschen an Gewalt übertrifft, sind auch die Folgen dementsprechend heftig.

Eine Vergewaltigung lässt das Sexual-Chakra oft erstarren. Die Erschütterung verhärtet es. Frauen, die vergewaltigt wurden, berichteten mir, dass sie das Gefühl haben, ihr Körper gehöre ihnen nicht mehr. Immer wieder taucht der Überfall blitzartig in ihrer Erinnerung auf und/oder sie stellen fest, dass sie sexuell nicht mehr so reagieren wie vor der Vergewaltigung. Wenn die Energie des Sexual-Chakras (im Grunde genommen eines jeden Chakras) erstarrt, kann dies in dem Körperbereich, den es versorgt, zu gesundheitlichen Problemen führen.

Lucinda war in ihren späten Teenager-Jahren mehrmals von ihrem damaligen Freund vergewaltigt worden. Sie stammte aus einer Familie, in der Missbrauch üblich war und besaß ein geringes Selbstwertgefühl. Ihr Vater hatte sich ihr, ihrer Schwester und ihrer Mutter gegenüber gewalttätig verhalten, wenn auch nicht auf sexueller Ebene. Sie hatte einige recht negative Erfahrungen mit Männern gemacht und zog daher einen Mann an, der ihrem wenig positiven Bild von einer Beziehung entsprach. Etwa zehn Jahre nach der Trennung von ihrem ersten Freund kam sie zu mir. Seit Jahren hatte sie nicht mehr an jene Erfahrungen gedacht. Sie litt unter Zysten am Eierstock, was ihre Fruchtbarkeit beeinträchtigte und eine Schwangerschaft erschwerte.

Als ich mir ihr Sexual-Chakra anschaute, sah ich eine Fülle von roter und schwarzer Energie. Es fühlte sich unheimlich an. Bilder des Missbrauchs tauchten auf. Mit Hilfe der *Heiligen Alchemie* lockerten wir die festsitzende Energie. Lucinda begann zu weinen und erzählte stockend von ihren früheren Erlebnissen. Während sie sprach, löste sich die Energie langsam auf. Nach einer Weile beschloss sie, ihrem früheren Partner zu verzeihen. Als sie die Worte des Vergebens wiederholte, entströmten ihr dunkle Energiewolken. Einige Monate später rief sie mich an und berichtete mir vom Verschwinden ihrer Zysten und von ihrer Schwangerschaft. Sie schenkte einem gesunden Mädchen das Leben, und die Zysten sind bis heute (vier Jahre danach) nicht wieder aufgetreten.

Göttliche Vereinigung

Die Sexualenergie wird *Shakti* genannt, eine Form der göttlichen Energie. Im Zusammenspiel mit Gebet und Meditation besitzt sie eine starke Wirkung auf unser physisches, mentales, emotionales und spirituelles Leben. Ekstase und lang anhaltende Glückseligkeit können durch die Ausübung des Heiligen Sex erreicht werden.

Zu meditieren, bevor man mit jemandem schläft, regt die oberen wie auch die unteren Chakras an. Dies bedeutet, die oberen Energiezentren beginnen sich rascher zu drehen, was eine Energiezunahme bewirkt. Die göttliche Energie Shivas oder des Heiligen Geistes kann über den Atem in das Scheitel-Chakra einströmen und nach unten in das Sexual-Chakra geführt werden. Beim Ausatmen wird die Sexualenergie aus dem Sexual-Chakra über das Herz-Chakra zum Scheitel-Chakra nach oben geleitet. Menschen mit Herzleiden sollten davon Abstand nehmen.

Bei anderen tantrischen Übungen lässt man die Sexualenergie im Körper zirkulieren, was die oberen Energiezentren und die inneren Organe belebt. Wenn dies regelmäßig erfolgt, kann man den Alterungsprozess hinauszögern. Bei Menschen, die sehr viel älter aussehen, als sie in Wirklichkeit sind, liegt in den meisten Fällen ein schwaches Sexual-Chakra vor. Menschen mit einem übergroßen Sexual-Chakra, die es verstehen, die Sexualenergie umzuwandeln, sehen oftmals zwanzig Jahre jünger aus.

Bestimmte Mysterienschulen zeigten ihren Schülern, wie sie die Sexualenergie umwandeln konnten, um die oberen Energiezentren zu beschleunigen und den Geschlechtstrieb zu steuern. Mönchen wurde geraten, auf diesem Wege mit der gewaltigen und kostbaren Energie umzugehen. Diese sollte sich nicht im Sexualakt erschöpfen, es sei denn, sie dient der Zeugung. Mit dem monastischen Leben ist in zahlreichen Traditionen das Zölibat verbunden.

Sexualität ist weder schlecht noch unmoralisch. Wie könnte sie es auch sein, schließlich gewährleistet sie den Fortbestand der Spezies. Die Energie kann in schöpferischer Weise eingesetzt werden und die Seelenvereinigung fördern.

Kreativität

Dieses Chakra befasst sich mit der Schaffung neuer physischer Dinge. Die Zeugung ist der höchste Schöpfungsprozess. Alle unsere schöpferischen Sehnsüchte entspringen diesem Energiezentrum. Ist die Kreativität blockiert, betrachte man das Sexual-Chakra und sorge für Heilung.

Geburt und Abtreibung

Wie stehst du zur Geburt und dem Recht der Geburtenkontrolle? Unsere Einstellung zu diesen Themen hat ihren Sitz im Sakral-Chakra. Es spielt keine Rolle, auf welcher Seite du stehst, die Ablehnung der anderen Meinung setzt sich im Sexual-Chakra fest und kann einen stärkeren Eindruck darin hinterlassen als eine Abtreibung.

Ich habe mehrere Frauen mit Fruchtbarkeits- oder anderen sexuellen Störungen behandelt, die in Zusammenhang mit vorangegangenen Fehlgeburten oder Abtreibungen standen. In manchen Fällen mag die Seele des abgetriebenen Fötus noch mit der Frau verbunden sein, da der Astralkörper in ihrem Sexual-Chakra lebt. An einigen Frauen, die in diesem Leben ein Kind weder verloren noch abgetrieben haben, hängen verstorbene Kinder aus früheren Inkarnationen. Aus diesem Grunde kann ihr Energiekörper nicht empfangen, da er sich bereits als schwanger empfindet.

Ehe wir uns inkarnieren, trifft unsere Seele mit anderen Seelen eine Vereinbarung, auf welche Weise sich unsere ineinander verschlungenen Geschichten in unserem Leben zum Ausdruck bringen werden. Der Zweck solcher Vereinbarungen besteht zum Teil darin, für uns die nötige Entwicklung zu gewährleisten, auf die sich unsere Seele zurzeit konzentriert. Außerdem bieten solche Vereinbarungen die Möglichkeit, vergangenes Karma auszugleichen. Rückführungen in frühere Inkarnationen lassen oft erkennen, dass die Ursache für die heutigen verschlungenen Energiefäden in vergangenen Verflechtungen zwischen den Seelen liegt.

Wird das ungeborene oder abgetriebene Baby liebevoll in die Arme der göttlichen Mutter entlassen, überflutet die Frau gewöhnlich eine Woge wohltuender Glückseligkeit, verbunden mit einem tränenreichen Abschied von jemandem, dessen sich der Verstand vor dem Heilungsprozess nicht einmal bewusst gewesen ist. Eine derartige Erfahrung kann eine solch heftige Wirkung auf den Energiekörper ausüben, dass viele Frauen zu menstruieren beginnen, gleichgültig ob es an der Zeit ist oder nicht. Danach erfreuen sie sich guter Gesundheit und einer normalen Fruchtbarkeit.

Erstorbene kreative Projekte können durch das Sakral-Chrakra an uns haften bleiben. Sie loszulassen, lässt uns weiterschreiten und die kreative Energie erneut zum Fließen bringen.

Magnetismus

Das Sexual-Chakra bildet den Mittelpunkt unseres persönlichen Magnetismus und unseres Charismas. Ist dir jemals ein Mensch begegnet, den du als körperlich unattraktiv, aber sexuell begehrenswert empfunden hast? Eine solche Person besitzt wahrscheinlich ein riesiges Sexual-Chakra, und ohne dass du es bemerkst, beginnt es, mit deinem Sexual-Chakra, das damit beschäftigt ist, auf die Energiefülle zu reagieren, zu reden.

SEXUAL-CHAKRA-ÜBUNG

Um die Sexualenergie zu fördern und in Bewegung zu bringen, versuche folgende Übung:

1. Sitze und stehe bequem. Schließe die Augen.
2. Anrufung (Siehe Teil III.)
3. Sei dir der Lichtsäule, jener Energiesäule, die von oberhalb des Kopfes durch deinen Körper nach unten und durch deine Füße nach außen fließt, bewusst.
4. Atme ein und führe den Atem durch die Säule abwärts zum oberhalb des Schambeins gelegenen Sexual-Chakra.
5. Atme durch das Sexual-Chakra aus und löse dabei alle festsitzenden Energien.
6. Wiederhole diesen Atemvorgang dreimal.
7. Hebe die Hände über den Kopf, ergreife eine Handvoll göttlicher Energie, führe sie zum Sexual-Chakra und fülle es mit ihr. Atme dabei ein. Atme aus und bewege die Sexualenergie mit den Händen zum Herz-Chakra hinauf. Stelle dir vor, sie werde von diesem Energiezentrum aufgesogen. Bei Herzleiden sollte dies unterbleiben.
8. Wiederhole den Vorgang dreimal.
9. Atme ein, während du die Hände über deinen Kopf hebst und erneut eine Handvoll göttliche Energie ergreifst. Führe sie zu deinem Sexual-Chakra und fülle es. Atme aus und führe die Sexualenergie mit den Händen zu deinem Kehlkopf-Chakra hinauf. Wiederhole dies dreimal.
10. Gehe in der gleichen Weise mit dem Ajna-Chakra (zwischen den Augenbrauen) und dem Scheitel-Chakra vor.
11. Bei dieser Übung werden das Sexual-Chraka und die anderen mit einbezogenen Energiezentren beschleunigt und gekräftigt.

SEXUAL-CHAKRA-AFFIRMATION

Ich bin kreativ, sexy, charismatisch und voller Lebenskraft.
Es fällt mir leicht, in meinem Leben wunderbare Menschen,
Beziehungen und Gegebenheiten anzuziehen.

Kapitel 11

Das Nabel-Chakra

Das Nabel-Chakra erstreckt sich um den Bauchnabel. Bohrt man in Gedanken ein Loch durch den Nabel und den Rücken, findet man sein rückwärtiges Ende. Das rückwärtige Nabel-Chakra wird *Meng-Mein* genannt.

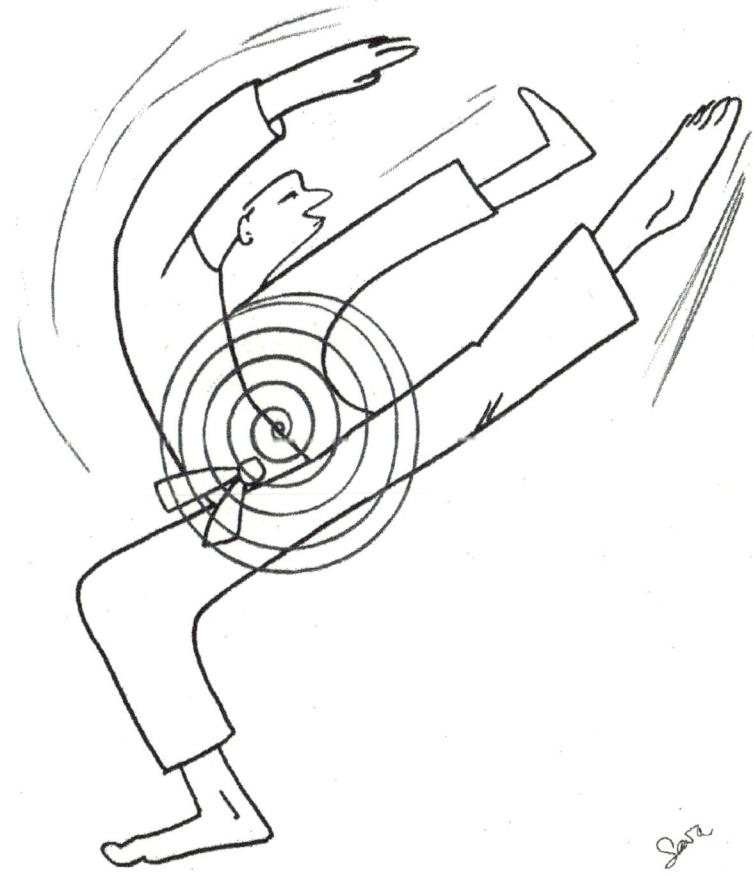

MÖGLICHKEITEN

- Ein gutes Verhältnis zur eigenen Kraft und der anderer Menschen
- Speicher der goldenen Qi-Energie
- Gesunder, normaler Darm
- Schnelle Reflexe
- Anstrengungslose Geburten
- Gutes Abgrenzungsvermögen
- Die Fähigkeit, nein zu sagen und dabei zu bleiben.

ÄNGSTE

- Fehlende persönliche Macht
- Angst vor Machtausübung
- Angst vor Machtmissbrauch
- Angst vor Machtabtretung
- Die Angst, andere zu beherrschen.
- Die Angst, von anderen beherrscht zu werden.
- Die Angst, zu langsam zu sein.

FOLGEN

Nabel:

- Darmbeschwerden
- Verstopfung
- Schwierige Geburten
- Blinddarmprobleme
- Beziehungs- und persönliche Abgrenzungsprobleme

Meng Mein:

- Rückenschmerzen
- Niedriger Energiespiegel
- Nierenprobleme
- Bluthochdruck, wenn das Chakra zu groß und mit Unrat über-füllt wird.
- Eine Menge unausgesprochenen und angestauten Ärgers
- Schwierigkeiten in der Schwangerschaft, insbesondere im Hin-blick auf den Blutdruck und die Nieren

BEZIEHUNG ZU ANDEREN ENERGIEZENTREN

Wird das Nabel-Chakra blockiert, kann sich dies auf die Funktions-weise des Sexual-Chakras auswirken. Wie bereits erwähnt, ist dieses Energiezentrum ein spezielles Reservoir des Ur-Qi, der Lebensener-gie, die durch den Körper zirkuliert. Wird diese aufgrund einer Blo-ckade des Nabel-Chakras (rechts über ihm) daran gehindert aufzu-steigen, können alle oberen Chakras beeinträchtigt werden.

DEN IMPULS DES NABEL-CHAKRAS ENTFACHEN

Persönliche Macht

Die Vorder- und Rückseite dieses Energiezentrums erfüllen zwei ver-schiedene Aufgaben, die sich aber beide mit Macht befassen. Ich habe bemerkt, dass bei Menschen, die kein gesundes Verhältnis zu ihrer persönlichen Macht besitzen, Probleme im Nabel-Chakra auftreten.

In vielen Fällen hatten diese Personen herrische Eltern, oder ihr Ehepartner beherrschte sie. Das Gleichgewicht zwischen Macht und Verwundbarkeit, zwischen Strenge und Nachgiebigkeit zu finden, bildet die Voraussetzung für ein gesundes Nabel-Chakra.

Wir können unsere Kraft in Sekundenschnelle verschleudern. In den meisten Fällen bemerken wir es nicht einmal. Wir stimmen Din-gen zu, die wir eine Minute vorher noch abgelehnt haben. Es werden immer mehr Forderungen an uns gestellt, bis unsere Zeit und unsere Energie nicht mehr uns gehören. Wir verwenden unsere gesamte Energie darauf, die Wünsche anderer zu erfüllen. Wir verschleudern unsere Kraft, indem wir Dingen zustimmen, die wir im Grunde genommen nicht wirklich wollen, nur weil es uns schwerfällt, Nein zu sagen.

Früher war ich bemüht, jedem zu gefallen. Ich fühlte mich stark, da ich zu allem Ja sagen konnte. Im Laufe der Zeit wirkte dies erschöpfend. Ich musste lernen, Nein zu sagen.

Niemand vermag einem die Kraft zu nehmen. Wir sind es, die sie unabsichtlich verschwenden. Mit ein wenig Aufmerksamkeit werden wir allmählich lernen, es zu bemerken: „Verflixt, da ist es mir doch schon wieder passiert!" Wie oft habe ich mir dies gesagt. Meistens sind es die kleinen Dinge bei unseren nächsten Mitmenschen.

Ich habe mir angewöhnt zu sagen: „Ich werde darüber nachdenken", anstatt automatisch zuzustimmen. Dadurch gewinne ich Zeit, in einem ruhigen Augenblick zu entscheiden, ob ich mich bereit erklären soll oder nicht.

Eine andere Möglichkeit besteht darin, sich vorzustellen, man habe das Anliegen der besten Freundin vorgetragen, die nun um Rat fragt. Wenn man sich in dieser Weise von der Situation löst, kann man klarer erkennen, ob es sich um eine faire Bitte gehandelt hat. Nach einer solchen Bedenkzeit geschieht es oft, dass ich mir sage: „Bist du verrückt?" Wie könnte ich zustimmen, Peters Hochschularbeit zu tippen, wenn ich mich um zwei Kinder kümmern, am Abend Gäste bewirten und die nächsten Tage voll durcharbeiten muss? „Tut mir leid, Peter, ich kann dir nicht helfen", kommt dann aus meinem Mund, anstatt: „Klar doch, mache ich für dich!"

Wenn wir ununterbrochen unsere Kraft verschenken, wird das Nabel-Chakra leiden. Nehmen wir das angesprochene Beispiel. Peter bittet dich darum, seine Arbeit zu tippen. Falls du es im Grunde genommen nicht willst, aber trotzdem einwilligst, entweicht Energie aus deinem Nabel-Chakra und geht auf Peter über. Willst du sie aber wirklich tippen, läuft keine Energie aus: Die gleiche Handlung, aber unterschiedliche Folgen, da es sich um eine andere Energieform handelt.

Andere Interaktionen sind vielschichtiger. Du lädst jemanden in dein Haus ein, der ein Seminar hält, das du gerne besuchen möchtest. Das Seminar findet in deinem Haus statt, und du zahlst keine Gebühr. Dann stellt sich heraus, dass der Gast früher als geplant eintrifft. Er erwartet, dass du ihn mit Nahrung versorgst, aber nicht nur das. Er möchte, dass du spezielle Nahrungsmittel kaufst *und* diese für ihn kochst. Außerdem sollst du für das Seminar ein Dutzend Rosen besorgen, die zu der Jahreszeit recht teuer sind. Der Gast ist nicht in der Lage, aufzuräumen oder eine Tasse Tee aufzubrühen. Was sollst du tun? Wirst du zum Fußabtreter oder fragst du dich: „Was würde ich meiner besten Freundin raten?" Hast du dich entschieden, zu welchen Zugeständnissen du bereit bist, teile sie der betreffenden Person mit und bitte sie, ihren Teil zu dem Aufenthalt beizusteuern.

Nehmen wir unsere Kraft zurück, gewinnen wir unsere Freiheit und die Macht wieder, zu sein, wie wir sein möchten, und nicht die Person zu werden, zu der die anderen uns machen wollen.

Energiefäden zu anderen: Wen versorgen wir?

Wenn wir unsere Kraft wiedergewinnen, erkennen wir auch, wen wir mit unserer Energie versorgen. Es ist durchaus üblich, dass sich Menschen über ihr Nabel-Chakra energetisch verbinden, gewöhnlich eine unangenehme Situation. Werden die Bande durchtrennt, kann unsere Energie besser fließen, und die andere Person fühlt sich ebenfalls frei. Wir verfügen über mehr Vitalität, und die Dynamik zwischen den zuvor miteinander verknüpften Personen verschiebt sich in vielen Fällen deutlich. In Teil III werden wir näher darauf eingehen, wie Energiebande durchtrennt werden können.

Reflexe

Von allen unseren Energiezentren reagiert das Nabel-Chakra am schnellsten. Es kann rascher auf eine Situation reagieren, als wir zu denken vermögen. Kampfsportler, Rennfahrer, Schwertkämpfer und viele andere Sportler benötigen diese Reaktionsfähigkeit. Das Nabel-Chakra scheint zu wissen, was geschehen wird. Gedanken sind unnötig. Aktivitäten, die eine rasche Reaktion verlangen, sind auf das Nabel-Chakra angewiesen und entwickeln es.

Im Laufe einer Radiosendung interviewte ich den damaligen Yo-Yo-Weltmeister. Er konnte mit seinem Yo-Yo neununddreißig Kunststücke in einer Minute vollbringen. Es geschah mit einer unvorstellbaren Schnelligkeit, die mich in Erstaunen versetzte. Noch mehr überraschte mich die Größe seines Nabel-Chakras. Sie übertraf die Größe seiner anderen Energiezentren bei weitem. Zweifellos war er mit einem großen Chakra und schnellen Reflexen geboren worden, und seine Besessenheit für das Yo-Yo hatten sie geschärft.

Verdauung

Ein kräftiges Nabel-Chakra sorgt für eine gesunde Verdauung. Funktionsstörungen in diesem Energiezentrum bewirken nicht selten Verstopfung. Eine meiner Klientinnen, eine fünfzigjährige Frau, litt seit vierzig Jahren unter Verstopfung. Schrecklich! Ihr Nabel-Chakra war sehr träge und bewegte sich kaum. Ich reinigte seine Energie und brachte es wieder auf Touren – ziemlich stark, denn sie hatte schon so lange gelitten. Leider war es ein wenig zu heftig, denn die arme Frau reagierte darauf mit ununterbrochenem Durchfall, vierzehn Tage lang. Begeistert rief sie mich an. So etwas hatte sie noch nicht erlebt; und sie hatte dabei sogar abgenommen. Eine glückliche Klientin.

Verdauung höherer Schwingungsenergien

Dem Nabel- und dem Meng Mein-Chakra obliegt nicht nur die physische, sondern auch die Verdauung der feineren Prana-Schichten.

Das rückwärts gelegene Meng Mein wirkt als Pumpstation für die vom Wurzel-Chakra aufsteigenden Energien. Je mehr Energie in das Wurzel-Chakra einfließt, desto mehr gelangt davon in das Meng Mein-Zentrum. Aus diesem Grunde ist es wichtig sicherzustellen, dass der Patient nicht unter hohem Blutdruck leidet, was darauf hinweist, dass ein bereits vergrößertes Meng Mein-Chakra vorliegt, ehe das Wurzel-Chakra mit Energie gesättigt wird.

Die vorne aus dem Nabelzentrum heraushängenden kleinen Nebenzentren sind für die Energieverarbeitung ebenfalls von Bedeutung. Sie speichern die Energie. Werden durch die Meditation hohe Bewusstseinszustände erreicht, kann ein Teil der Energie in das Nabel-Chakra abgezogen und in die Nebenzentren oder *Dan Tien* geleitet werden. Anstatt einfach zu verpuffen, steht die Energie zur Verfügung, sollte sie zu einem späteren Zeitpunkt benötigt werden.

Blutdruck

Wenn das Meng Mein-Chakra mit den anderen Energiezentren nicht mehr im Gleichgewicht steht, wirkt sich dies auf den Blutdruck aus. Das Meng Mein-Chakra eines gesunden Menschen ist etwa ein Drittel bis halb so groß wie das rückwärtige Herz- und das rückwärtige Solarplexus-Chakra.

Wird es größer, steigt der Blutdruck. Wird es zu klein, sinkt der Blutdruck. Im Unterricht habe ich oft ein Blutdruckmessgerät verwendet, um zu demonstrieren, wie schnell die Heilung des Meng Mein-Zentrums den Blutdruck zu senken vermag. Es ist erstaunlich, wie rasch der Körper auf subtile Energien reagiert.

Superkraft

Wenn der Solarplexus und das Meng Mein an Größe zunehmen, erregt sich die Person und wird physisch stark. Sie kann gewalttätig werden und über eine ungeheure Energie verfügen. Dies passiert manchmal bei geistig Behinderten, die nur von mehreren Leuten in Zaum gehalten werden können. Eine ähnliche Energie und Erregung kann bei einem Notfall auftreten. In solchen Fällen scheint der Mensch eine Kraft zu entwickeln, die ihm normalerweise nicht zur Verfügung steht. Ein mächtiger Energiestrom flutet in das Solarplexus- und Meng Mein-Chakra, was ihm vorübergehend eine ungeheure Kraft verleiht.

Wie bereits erwähnt, ruft ein zu großes Meng Mein-Chakra Bluthochdruck und Nierenprobleme hervor. Aus diesem Grunde ist es nicht ratsam, dieses Zentrum mit Energie voll zu pumpen, nur um mehr Kraft zu gewinnen.

Geringes Wissen kann mitunter gefährlich sein. Ich kannte eine Frau, deren Tochter war Leistungssportlerin. Die Mutter, die ein wenig über den Ätherkörper gelernt hatte, beschloss, das Meng Mein-Chakra ihrer Tochter auf Hochtouren zu bringen. Sie behandelte es monatelang mehrmals in der Woche. Das Mädchen wurde sehr krank. Niemand fand die Ursache. Die göttliche Fügung wollte es, dass die Mutter ihre Tochter zu einem sehr erfahrenen Energieheiler brachte, der das Problem sofort erkannte. Er korrigierte das geschwollene Meng Mein-Chakra, und das Mädchen wurde wieder gesund.

NABEL-CHAKRA-ÜBUNG

Um das Nabel-Chakra zu beschleunigen, versuche folgende Übung:
1. Wähle eine Sportart oder ein Hobby, wie Tennis, Squash, Tischtennis oder eine Kampfsportart, die rasche Reaktionen erfordern.
2. Beschließe die Meditation mit der Vorstellung, alle überschüssigen Energien in dein Nabel-Chakra zu drücken. Siehe innerlich, wie sie in die Vorratskammern, die Nebenzentren, fließt. Fordere sie auf, dort zu verweilen.

NABEL-CHAKRA-AFFIRMATION

Ich bin mächtig, mein Darm arbeitet regelmäßig.
Ich nehme meine Kraft, von wo immer ich sie habe einfließen lassen, zurück.
Ich rufe jetzt meinen Geist zurück.

Kapitel 12

Das Solarplexus-Chakra

Das Solarplexus- Chakra liegt in der Vertiefung unterhalb des Brustbeins. Es sitzt nahe unter dem Herz-Chakra. Das rückwärtige Solarplexus-Chakra befindet sich direkt hinter dem vorderen Energiezentrum im Bereich der unteren Schulterblattränder.

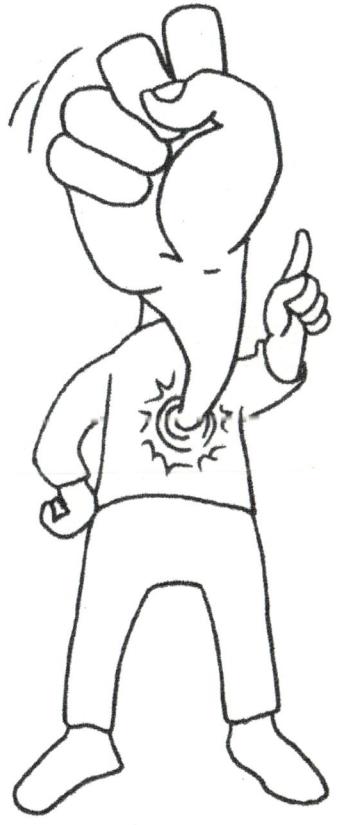

„... und noch eins!"

MÖGLICHKEITEN

- Selbstliebe und Selbstannahme
- Mut
- Innere Stärke
- Wagemut
- Gesunder Antrieb. Der Wunsch, zu gewinnen.
- Ausdauer
- Zähigkeit
- Anspruch
- Erfolg
- Beherrschung (fähig, eine Diät durchzuhalten).
- Kein Anhaften an Dingen
- Gesundes Selbstinteresse: kein Fußabtreter sein.
- Kriegerenergie (friedvoller Krieger)

ÄNGSTE

- Das Gefühl, nicht gut genug zu sein.
- Geringe Selbstachtung
- Dürftiges Selbstbild
- Gefühl, unwürdig zu sein.
- Mangelnde Selbstliebe
- Selbstsucht
- Angst zu versagen (und vor Erfolg).
- Fehlende Courage
- Sucht
- Gefühl der Isolation
- Angst, ärgerlich zu werden und unangemessen zu handeln.
- Sich in negativen Emotionen und Feindseligkeiten verfangen.
- Angst vor negativen Emotionen
- Unmut, Zorn und Opfermentalität

FOLGEN

- Erfahrung der oben aufgeführten Ängste
- Fußabtreter (bitte laufe über mich)
- Physische Probleme mit Zwerchfell, Milz, Leber, Gallenblase, Magen und Lungen
- Diabetes, Magengeschwüre, Hepatitis und Herzprobleme

BEZIEHUNG ZU ANDEREN CHAKRAS

Bei den meisten Menschen zeigt sich das Solarplexus-Chakra am stärksten verstopft. Es besitzt eine laute Stimme, und seine Bedenken hindern uns oft daran, Menschen, Situationen und Möglichkeiten richtig einzuschätzen. Eine Reinigung, Klärung und Kräftigung dieses Energiezentrums macht sich auf physischer und emotionaler Ebene bemerkbar. Selbstliebe und Annahme wachsen und verdrängen viele der erwähnten Ängste.

DEN IMPULS DES SOLARPLEXUS-CHAKRAS ENTFACHEN

„Meine" Angelegenheit

Beim Solarplexus handelt es sich um jenen Teil in uns, der erklärt: „Ich werde tun, was ich will. Zum Henker mit deinen Wünschen, zum Henker mit den Folgen."

Betrachten wir die Welt mit dem Bewusstsein unseres Solarplexus-Chakras, betrachten wir sie aus unserer eigenen egoistischen Sicht heraus. Wir sind damit beschäftigt, uns um uns zu kümmern. Wir wollen wissen, was dabei für uns herausspringt und welchen persönlichen Vorteil wir bei einer wechselseitigen Beziehung herausschlagen können. Es gibt kein Mitgefühl. Es geht darum, stark, mutig, kühn und ausdauernd zu sein, bis man erreicht hat, was man will.

Der Solarplexus ist das Bewusstseinszentrum, durch das wir uns als Individuum erkennen, das als besonderes Wesen in der physischen Welt lebt. Da wir getrennt voneinander leben, ergibt sich die Notwendigkeit, um die anscheinend raren Reichtümer, die wir auf dieser Erde finden, miteinander zu wetteifern. Das Motto des Solarplexus lautet: Was mir gehört, gehört mir, was uns gehört, gehört mir und was euch gehört, gehört mir.

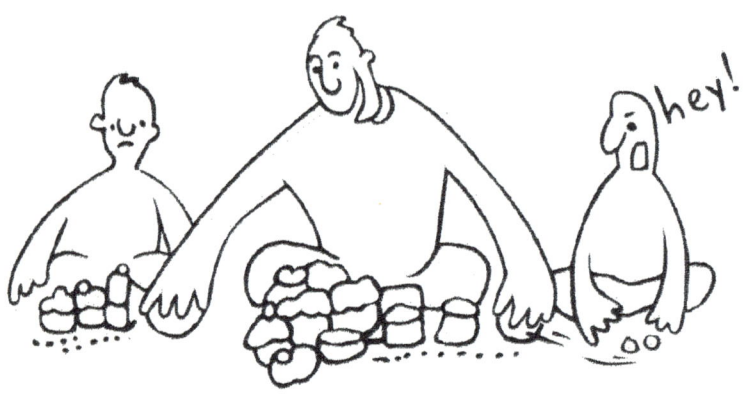

„Meins. ..."

Der Krieger

Wir haben uns seit jeher auf die Krieger verlassen. Krieger müssen sich auf das Überleben (Wurzel-Chakra) konzentrieren, rasch reagieren (Nabel-Chakra) und sich um sich selbst kümmern (Solarplexus-Chakra). Wir möchten nicht, dass sie ihren Gefühlen nachgeben und Rosenduft wahrnehmen, wenn sie in die Schlacht ziehen. Sie sollen uns davor bewahren, dass wir erbeutet, vergewaltigt und beraubt werden. Wen kümmert es schon, wenn sie ein weites Herz haben? Seht zu, dass sie einen großen Solarplexus besitzen.

Wir verlassen uns auch heute noch auf die Krieger, um den Frieden zu gewährleisten, sei es durch die Polizei, bewaffnete Soldaten oder Sicherheitsbeamte. Krieger benötigen ein starkes Solarplexus-Chakra, um diesen Beruf zu überleben. Offensichtlich wünschen wir keine autoritären Tyrannen, sondern Krieger mit einem starken Solarplexus-Chakra, das im Gleichgewicht mit ihren übrigen Energiezentren steht und keine unordentlichen und schmutzigen Energiezentren.

Das Solarplexus-Chakra darf nicht viel größer als die übrigen Energiezentren sein, weil übertriebene Strenge, Egoismus und fehlendes Mitgefühl die Folgen sein können.

Wettbewerb

Unsere Wettbewerbsgesellschaft basiert auf dem Solarplexus-Bild der Welt. Würde das Herz die Verantwortung tragen, sähe die Geschichte völlig anders aus. Eine vom Herzen bestimmte Gesellschaft würde kooperieren und den gegenseitigen Gewinn betonen, nicht das Gewinn/Verlust Modell, das heutzutage immer wieder erfahren werden muss.

Mit der Angst umgehen: Stehen lassen

Jeder kennt seinen eigenen Angstbereich. Manche Menschen fürchten sich davor, in der Öffentlichkeit zu reden, andere fürchten sich vor Spinnen oder haben Platzangst, wieder andere fürchten sich vor Krankheit und manche fürchten die Verantwortung, die eine Beziehung mit sich bringt. Gewöhnlich ängstigen sich die Leute um die Sicherheit derer, die sie lieben. Je mehr ich gelernt habe, die Angst zu überwinden, desto klarer wird mir, dass das Schlimmste die Angst vor der Angst ist. Wenn wir uns unseren Ängsten stellen, verschwinden sie meistens.

Ich hatte Höhenangst, was zum Problem wurde, als ich mit Anfang Zwanzig begann, Ski zu fahren. Es kostete mich eine ungeheure Überwindung, mich überhaupt in den Skilift zu setzen. Ich hatte die garstige Angewohnheit, so lange zu schreien, bis jemand den Arm um mich legte. Solange ich mit meinem Mann unterwegs war, ging es gut. Aber wenn er mein langsames Tempo satt hatte (er ist ein hervorragender Skifahrer), fuhr er einfach davon, und ich musste mich nach einem Fremden umschauen, der den Arm um mich legte. Es ist verwunderlich, wer einen alles umarmt, wenn man ruhig sagt, dass man sonst schreien werde.

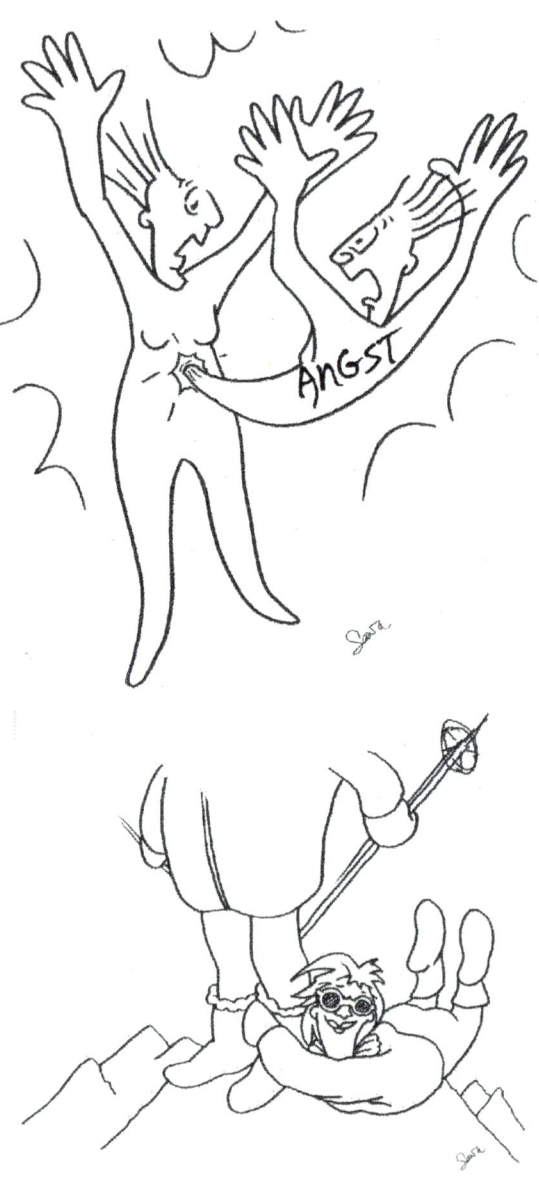

Nach einer Weile verlor sich meine Angst, und heute kann ich mit meinen Kindern in den Lift steigen, ohne mir etwas dabei zu denken. Ich blickte meiner Furcht ins Angesicht und entwickelte dadurch einen Mut, den ich vorher niemals besessen hatte.

Heli-Ski verrückt

Jason, einer meiner Freunde, war ein erfolgreicher Akademiker. Er liebte das Skifahren über alles. Jedes Jahr legte er Ende November seine berufliche Tätigkeit nieder und arbeitete in den Monaten Dezember und Januar als Skilehrer in Aspen. Im Februar widmete er sich seiner Lieblingsbeschäftigung – Heli-Skifahren. Ein Helikopter flog eine Gruppe von Skifahrern zum Gipfel eines ansonsten nicht befahrbaren Berges. Die Leute sprangen ab und fuhren Hänge hinunter, die kein vernünftiger Mensch jemals gewählt hätte.

Es ergab sich mehrmals die Gelegenheit, dass ich mit Jason zu Mittag aß. Unsere Unterhaltung drehte sich jedesmal fast ausschließlich um die Risiken, Ängste und Gefahren seines Hobbys. Er erzählte mir von all den Leuten, denen er begegnet war, seit er damit begonnen hatte. Seine unteren Energiezentren wiesen eine beträchtliche Größe auf, aber sein Solarplexus-Chakra war riesig. Er war in der Lage, mehr Furcht zu überwinden, als ich jemals imstande sein werde, und er entwickelte daher einen Mut, von dem ich nur träumen kann.

Die Bewältigung von Angst entwickelt den Solarplexus und die innere Stärke des Individuums.

Gefühlsbrei

Ebenso wie Furcht und Mut eine symbiotische, obwohl gegensätzliche Beziehung zueinander haben, findet man dies bei vielen Emotionen: Glücksgefühl und Traurigkeit, Eifersucht und Akzeptanz, Spott und Respekt, Ärger und Friedfertigkeit. Entgegengesetzte Gefühle unterscheiden sich im Grunde genommen nicht voneinander, sie sind nur die zwei Enden desselben Spektrums. Scheinbare Gegensätze, wie glücklich und traurig, sind entgegengesetzte Pole ein und derselben Sache. Will man Zugang zu dem positiven Aspekt der Polarität gewinnen, muss man fähig sein, sich mit dem negativen auseinanderzusetzen, ohne ihn als unannehmbar zu beurteilen.

Die westliche Gesellschaft zwingt uns oft, sich über die sogenannte negative Emotion zu erheben. Wenn wir uns aber erheben, wohin gehen wir und wohin gehen sie? „Wir" gehen in unseren Verstand, in dem wir nichts fühlen können. „Sie" lassen sich in unserem Solarplexus nieder und schleichen sich mit der Zeit in unsere lebenswichtigen Organe ein. Wir werden krank. Es ist weitaus besser zu lernen, sich mit seinen Gefühlen in einer gesunden Weise auseinanderzusetzen, sie grundsätzlich zu akzeptieren, die Energie der Emotion zu fühlen und hindurchzugehen, denn das stärkt uns. Näheres zu dem Thema, wie man mit Emotionen als „Paar" oder „Gegensätze" umgeht, findet sich in dem Buch *Free To Be Me* von Barbara und Terry Tebo. Ihre Seminare behandeln dasselbe Thema. Ich kann sie nur empfehlen.

Negative Gefühle an sich machen uns nicht krank, sie zu unterdrücken hingegen schon. Sie auf andere Leute abzuladen, bringt nichts, denn die anderen werden sie zurückwerfen, was mit einem Zwist enden könnte. Negative Gefühle abzuladen, ist eine im Grunde genommen auf Ärger beruhende Verhaltensweise, die verschmutzt und den Solarplexus entzündet. Im Laufe der Zeit wird dieser sehr viel größer als die übrigen Energiezentren. Wird der Ärger unterdrückt, fließt ein Teil der Last gewöhnlich durch das Meng Mein-Chakra, und ein hoher Blutdruck ist die Folge. Übertriebener Ärger, gleichgültig ob er sich Luft macht oder unterdrückt wird, ruft ein Ungleichgewicht hervor, der in eine etwas egozentrische Persönlichkeit ausarten kann.

Es gibt gesunde Möglichkeiten, sich mit Ärger auseinanderzusetzen. Ich glaube nicht, dass Ärger an sich schlecht ist. Unser Urteil über Menschen, Ereignisse und Dinge macht uns ärgerlich, und man muss darauf achten. Ärger ist eine sehr starke und mächtige Energie, die mit dem richtigen Verständnis eine wunderbare Evolutionskraft sein kann. Er wird zum Feuer im Bauch der Göttin und bewirkt die notwendigen Veränderungen in unserem Leben.

Du musst mich lieben, denn ich tue es nicht

Menschen mit einem stark erschöpften (keine Energie) und verstopften (schmutzigen) Solarplexus-Chakra leiden oft unter einem schwachen Selbstwertgefühl. Die mangelnde Selbstachtung lässt sie äußerst selbstkritisch werden und rasch ein Urteil fällen. Menschen, die sich anstrengen müssen, um zu beweisen, wie gut sie sind, mangelt es an Selbstwertgefühl, ein typisches Zeichen für Leute mit Problemen im Solarplexus.

Erinnerungen und Erfahrungen in Bezug auf Selbstachtung und Selbstbild werden im Solarplexus gespeichert. Viele Menschen, die unter Bulimie und/oder Anorexie leiden, besitzen einen sehr schmutzigen Solarplexus. Sie haben schreckliche und unrealistische Vorstellungen von sich selbst. Die Verzerrung in ihrem Solarplexus veranlasst sie, sich selbst als unansehnlich, fett und abstoßend zu empfinden. Sie hungern, um so zu werden, wie sie glauben, nicht zu sein: Annehmbar so, wie sie sind.

Wenig Eigenliebe gleicht einer Erklärung an die Welt, dass man nicht gut genug ist. Wir neigen dazu, Erfahrungen und Menschen anzuziehen, die bestätigen, dass wir recht haben. Um dies zu ändern, müssen wir die im Solarplexus liegende Grundenergie verändern. Ich bin gut genug und verdiene es, mich zu lieben. Ich liebe mich und bin es wert, geliebt zu werden.

Wünsche

Abhängigkeiten sind weitgehend Probleme des Solarplexus. Das rückwärtige Solarplexus-Chakra wird besonders beeinträchtigt. Es gibt Möglichkeiten, solchen Menschen zu helfen, mit der Sucht fertig zu werden, indem man den Solarplexus, der gewöhnlich beschädigt wurde, wiederherstellt. Dieser Schaden, der einem zerrissenen, feinen Tuch gleicht, lässt Energien eindringen, welche die normale Willensausübung des Individuums beeinträchtigen. Diese Energien werden von der Energie „gespeist", die freigesetzt wird, wenn sich die Person der Sucht hingibt.

Der Impuls dieser krankhaften Energie bindet den Leidenden an seine Sucht. (Unter Impuls versteht man einen wortlosen Energiestoß, etwas zu denken, zu fühlen oder zu tun. Er kann von dem höheren Selbst, anderen Menschen oder anderen Wesen stammen.)

Jede Sucht beherrscht die süchtige Person. Diese Kontrolle wird aufrechterhalten, weil die Abhängigkeit das Bewusstsein des Abhängigen verändert. Für ein paar Minuten oder Stunden taucht eine bessere Welt auf, da er jedesmal, wenn er seiner Sucht frönt, von einem Sturm positiver Gefühle übermannt wird. Später treten dieselben, durch die Sucht verschlimmerten Probleme wieder an die Oberfläche. Der Leidende fühlt sich noch schlechter und betäubt den Schmerz erneut.

Am entgegengesetzten Ende der Skala steht die Askese. Die Beherrschung des Solarplexus wird erreicht, wenn man sich nicht in seinen Wünschen verfängt. Asketen sind Menschen, denen wenig oder gar nichts an den üblichen Lebensfreuden liegt. Sie beherrschen ihren Solarplexus durch ihre höheren Chakras. Sie haben jene Wünsche durch ein Glückseligkeitsbewusstsein ersetzt, das sie über die Vereinigung mit ihrem höheren Selbst gewonnen haben. Sie haben das eine gegen das andere eingetauscht.

Manche Leute, die wunschlos zu sein scheinen, haben ihre Wünsche nur verdrängt. Sie sind nicht mit der himmlischen Glückseligkeit verbunden, sondern leben nur in Ablehnung, was die Energie abstumpft und später zu Problemen führen wird.

Irgendwo in der Mitte liegt die Fähigkeit zu verstehen, dass wir Geschöpfe des Verlangens sind, aber nicht sein Gefangener sein müssen. Im Laufe unserer Entwicklung und unseres Wachstums verändern sich die Dinge, nach denen wir uns sehnen. Der Prozess kann sehr vorteilhaft sein. Die Entwicklung der höheren Zentren, besonders des Ajna-Chakras (Sitz des höheren Willens) kommt jenen zugute, die unter Abhängigkeit und Zügellosigkeit leiden.

Erfolg

Ein großes Solarplexus-Chakra kann das starke Verlangen hervorrufen zu gewinnen, was oft zu weltlichem Erfolg führt. Wird es durch ein gleich großes Herz-Chakra gemildert, entsteht Mitgefühl, ansonsten besteht die Neigung zu Härte und Strenge. Ergebnisse können als Vorrangstellung betrachtet werden und unangenehme, sogar grausame Mittel rechtfertigen.

Bei den meisten Menschen zeigt sich der Solarplexus als das widerstandsfähigste und schmutzigste Chakra. Um den aufgestauten Unrat loszuwerden, muss man es gewöhnlich energetisch ausspülen. Ist dies geschehen, kann der Solarplexus eine Kraftsäule bilden, die uns hilft, in gesunder Weise für uns selbst zu sorgen.

SOLARPLEXUS-ÜBUNGEN

Regenerierung: Energieheilung

Der Solarplexus reagiert gut auf die Energieheilung, was nicht nur eine tiefgreifende Wirkung auf unser Allgemeinbefinden mit sich bringt, sondern auch dazu beiträgt, Ärger und andere negative Emotionen freizusetzen. Man sollte sich einer Reihe von Behandlungen durch einen erfahrenen Energieheiler unterziehen, um den Reinigungsprozess zu erleichtern

REINIGENDE MEDITATIONEN

Bestimmte Meditationen vermögen giftige Energien sehr rasch zu entfernen. Die von Geoffrey Russell und mir entwickelte Erzengel-Meditation unterstützt die Beseitigung des Energiemülls. Bei diesem Vorgang soll Energie verankert und Affirmationen der Heilung wiederholt werden, was, verbunden mit dem Atem, alles Unreine freisetzt. Dies beruhigt den Geist, und es werden höhere Ebenen der Glückseligkeit erreicht, da die blockierende Wirkung der negativen Energie beseitigt wurde.

Selbstdisziplin

Selbstdisziplin bedeutet, etwas zu tun, auch wenn man keine Lust dazu verspürt.

Versuche nicht gleich, Berge zu erklimmen, sondern beginne klein, um dich in Selbstdisziplin zu üben. Dabei kann es sich um etwas Irdisches handeln, wie den täglichen Spaziergang oder die tägliche Gartenpflege. Es wird dem Solarplexus zugute kommen, wenn er den Widerstand überwindet, der an schwierigen Tagen, die sicherlich auch Heilige kennen, erklärt: „Mist, ich werde es nicht tun!" Unser Vorhaben durchzuführen, entwickelt Selbstdisziplin und Selbstachtung. Außerdem entfaltet es das Solarplexus-Chakra.

SOLARPLEXUS-AFFIRMATION

Ich bin zuversichtlich, stark und mutig.
Ich respektiere, akzeptiere und liebe alles an mir.
Ich liebe mich immer (selbst wenn ich fett, bankrott, wütend,
traurig oder süchtig bin und versage).
Ich bin von Natur aus liebenswert und wunderbar.

Kapitel 13

Das Herz-Chakra

Das Herz-Chakra befindet sich in Brustmitte, in Höhe der Achselhöhlen. Das rückwärtige Herz-Chakra liegt unmittelbar dahinter,
etwa in Höhe der Schulterblattmitte.

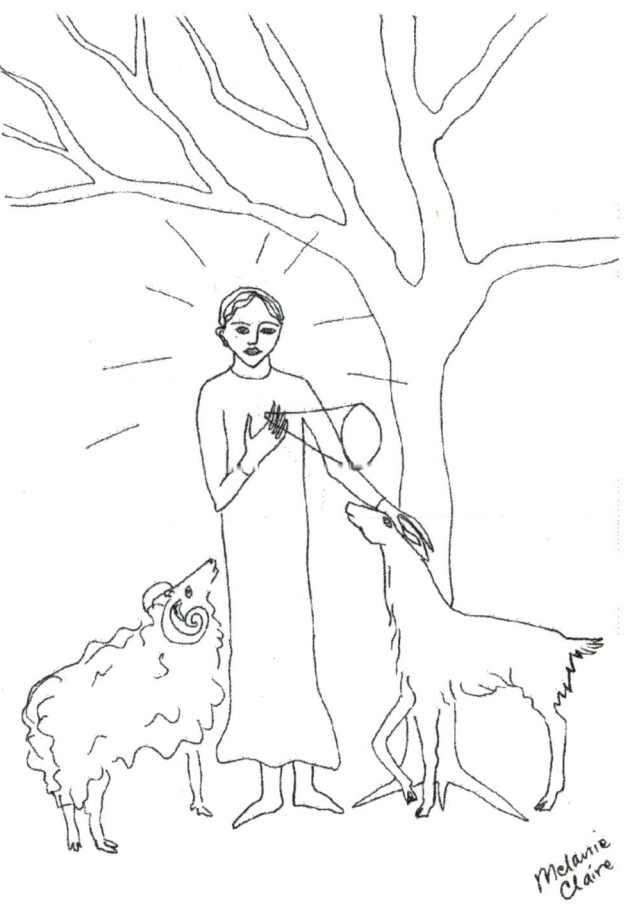

MÖGLICHKEITEN

- Gefühl von Liebe und Freude
- Die Fähigkeit, zunehmend mehr Liebe zu geben und zu empfangen.
- Der Zugang zur Entfaltung des Scheitel-Chakras und den höheren Energiezentren
- Das Tor zum Seelenbewusstsein
- Sensibilität, subtile Energie zu spüren.
- Empfänglichkeit für Energieheilung
- Wertschätzung und Dankbarkeit
- Zufriedenheit, Glück, Friede und Harmonie
- Persönliche Freiheit durch Vergebung
- Entwicklung höherer Qualitäten, wie Mitgefühl, Güte und Freundlichkeit
- Entwicklung des Einfühlungsvermögens

ÄNGSTE

- Angst, Liebe zu geben oder zum Ausdruck zu bringen.
- Unfähigkeit, jedem zu vergeben, der uns irgendwann verletzt und Schmerz zugefügt hat.
- Unfähigkeit, Groll loszulassen.
- Unfähigkeit, Kummer zu akzeptieren und loszulassen.
- Unfähigkeit, Traurigkeit zu akzeptieren und loszulassen.
- Angst vor menschlicher Nähe
- Angst, Liebe zu verlieren.
- Angst vor verletzten Gefühlen
- Angst, den Schmerz anderer zu spüren.
- Unfähig, Furcht zu überwinden, zu versagen und ein Nichts zu sein, wenn der Kampf oder der Groll aufgegeben werden.

FOLGEN

- Groll hegen und dadurch unsere Energie an andere Leute und vergangene Situationen binden.
- Unfähigkeit, eine längere Beziehung einzugehen.
- Herzattacke, Herzkrankheiten und andere Herzbeschwerden
- Lungenprobleme
- Kreislaufprobleme
- Thymusprobleme
- Sich wiederholende Spannungszustände in den Armen
- Kein Verständnis für die Herkunft anderer
- Gefühllosigkeit
- Unfähigkeit, subtile Energie wahrzunehmen oder zu spüren.
- Lupus und andere Autoimmunerkrankungen

BEZIEHUNG ZU ANDEREN CHAKRAS

Das Herz-Chakra steht mit dem Scheitel- und dem Solarplexus-Chakra in Wechselbeziehung. Es ist das genaue Ebenbild des inneren Kerns des Scheitelzentrums. Alles, was im Herzen vor sich geht, geschieht auch im Scheitel-Chakra. Je reiner das Herz, desto klarer wird das Scheitelzentrum, das Eingangstor zur Geistigen Welt. Daher ist auch das Herz Eingangstor zu dieser höheren Wirklichkeit.

Die zweite wichtige Beziehung besteht zwischen dem Herz- und dem Solarplexus-Chakra. Im Solarplexus geht es um das „getrennte" Selbst, während das Herz-Chakra über die Liebe eine Verbindung in einer Weise schafft, dass es nur ein Selbst gibt, und „wir" es sind. Im Solarplexus geht es um Ängste, im Herzen um Liebe. In gewisser Hinsicht gleichen sie Gegensätzen, die einen starken Einfluss aufeinander ausüben. Ist der Solarplexus größer, setzt er sich über die Stimme des Herzens hinweg. Ist das Herz-Chakra größer, übertönt es die Stimme des Solarplexus. Unsere Weltanschauung ändert sich gewaltig, wenn wir den Evolutionssprung wagen und ein weites Herz entwickeln. Dann wird die Liebe wichtiger als alles andere sein, und wir werden mit uns selbst in Frieden und Harmonie leben.

DEN IMPULS DES HERZ-CHAKRAS ENTFACHEN

Liebe geben und empfangen

Fühlen wir uns zu jemandem hingezogen und erfreuen uns an seiner Gesellschaft, schwingt sich unser Herz auf ihn ein, und das Herz-Chakra öffnet sich bis zu einem gewissen Maße. Im Laufe der Beziehung nimmt dieser Öffnungsgrad zu, da sich Vertrauen entwickelt hat und damit ein Gefühl der Sicherheit, sich „öffnen" zu können. Wird dieses Vertrauen missbraucht, besteht die Neigung, sich zu „verschließen". Es ist das Herz-Chakra, das sich zusammenzieht. Ich habe Leute gesehen, die ihr Herz mit einer energetischen Ziegelsteinmauer umgeben haben, damit niemand mehr ihre Gefühle verletzen kann. Das Problem liegt darin, dass eine solche Mauer keine Liebe aus dem Herzen strömen lässt und die Person sich isoliert, einsam und oft deprimiert fühlt. Dazu kommt es, wenn jemand aufgrund einer früheren negativen Erfahrung seine Furcht, erneut verletzt zu werden, nicht zu überwinden vermag.

Geistiges Erwachen sowie die Reinigung und Heilung des Chakras können die Mauern niederreißen, entsprechende sanfte Übungen hingegen das Herz wieder öffnen. Sobald dies geschieht, tauchen gewöhnlich liebenswürdige und glückliche Gefühle auf.

Auch ohne ein besonderes Trauma können die Alltagskleinigkeiten das Herz-Chakra verstopfen. Kleinere Aufregungen, die zum Alltag gehören, summieren sich, blockieren das Energiezentrum und erschöpfen es. Es ist schwierig, liebevoll und mitfühlend zu sein, wenn das Herz schwer und verschlossen bleibt.

In erfolgreichen Beziehungen gibt es oft Perioden, in denen sich das Herz öffnet, um sich dann wieder zu schließen, Phasen der gegenseitigen Nähe und des Wieder-Abstandhaltens, ehe man sich dann noch näher kommt, als man es jemals zuvor war. Dieser kontinuierliche Prozess lässt die Beziehung wachsen. Sollte einer oder beide Partner (unbewusst) beschließen, sich nicht weiter zu öffnen und den anderen nicht näher kommen zu lassen, gerät die Beziehung ins Stocken. Intime Nähe erfordert Mut. In diesem Fall zeigt sich die Bedeutung der Beziehung zwischen dem Herzen und dem Solarplexus, da in letzterem der Schlüssel für Selbstachtung und Mut liegt. Es erfordert Mut, den nächsten Schritt in Richtung tiefere Vertrautheit zu nehmen.

Die Gesundheit des Herz-Chakras wirkt sich unmittelbar auf die Natur unserer innigen Beziehungen und Liebesverhältnisse aus.

Mitgefühl und Einfühlungsvermögen

Mitgefühl empfindet den Kummer oder das Leid der Mitmenschen. Einfühlungsvermögen ist die Fähigkeit zu fühlen, was der andere Mensch fühlt.

Viele Menschen besitzen von Natur aus ein solches Einfühlungsvermögen. Sie schwingen so stark in Einklang mit der emotionalen Energie, dass sie nicht wissen, ob sie ihre eigenen Gefühle oder die eines anderen spüren. Dies klingt ungewöhnlicher, als es in Wirklichkeit ist. Bei den Emotionen handelt es sich nicht um feste, klar bestimmbare Dinge. Sie fließen wie Wasser, und es gibt immer wieder emotionale Strömungen. Sie fließen von einer Person zur nächsten. Auf diese Weise entstehen Massenhysterien. Die Leute „fangen" die Gefühle anderer auf und fühlen ebenso.

In unserer Familie fühlen wir, was der andere fühlt. Geht es ihm schlecht, gehen wir gleichzeitig vor und „isolieren die Emotion". Derjenige, der mit ihr zurückbleibt, ist diejenige Person, die auf eine Lebenssituation reagiert. Alle anderen hören auf zu fühlen.

Den Nährboden für das Herz bildet der Dienst am Mitmenschen, das Mitgefühl, die Liebenswürdigkeit und das Empfinden von Freude und Frieden. In manchen Familien werden diese Werte den Kindern nicht vorgelebt. Der Alltag verbraucht oft die gesamte Energie der Eltern, und es verbleibt wenig Raum für Freundlichkeit und Mitgefühl. Daher wissen viele Kinder nicht, was es heißt, mitfühlend und liebevoll zu sein. Man muss nur den Unterhaltungen zuhören, die Erwachsene mit ihren Kindern in der Öffentlichkeit führen, um zu erkennen, dass müde und gestresste Erwachsene müde und gestresste Kinder hervorbringen. Als Gesellschaft müssen wir uns diesem Defizit früher oder später stellen und Möglichkeiten entwickeln, den Menschen zu helfen, ihr Herz zu öffnen und dies als einen normalen Bestandteil der Erziehung anzusehen.

Vergebung

Kummer wird ebenso im Herzen bewahrt wie Groll. Während wir nach einer Auseinandersetzung rasch mit anderen Leuten im Streit liegen, geht es auf unserer Lebensreise darum, Wege zu finden, alles Geschehene zu verzeihen und dem Herzen die Möglichkeit zu bieten, seine Tätigkeit wieder aufzunehmen, damit es in unserem Leben jedem gegenüber Liebe zum Ausdruck bringen kann.

Wenn man es wirklich will, findet man einen Weg, alles zu vergeben. Die Vergebung ist für uns, nicht für die andere Person.

Wir alle blicken auf Verletzungen, Unrecht und Angriffe seitens anderer zurück. Die Themen reichen von Streitigkeiten, wo das Weihnachtsessen stattfinden soll, bis zu Vergewaltigung, Schlagen, Missbrauch und Betrug.

Es ist eine natürliche Reaktion, derartige Dinge verarbeiten und mit ihnen fertig werden zu wollen, was oft auf Schwierigkeiten stößt, da man sich als Opfer von etwas betrachtet, das man nicht in der Gewalt hat.

Ohne den emotionalen Schmerz, den solche Ereignisse hervorrufen, unterbewerten zu wollen, stehen wir letztendlich vor der Wahl, wie wir mit ihnen umzugehen gedenken.

Identifizieren wir uns jahraus jahrein mit unserem Elend, bleibt es in unserem Bewusstsein haften und wirkt sich auf alles aus. Die Dunkelheit bleibt bei uns. Wir fahren uns fest. Wir versagen uns Freuden und Möglichkeiten, die das Leben uns bietet, weil wir nicht über jenes Ereignis, das uns verletzt hat, oder über die Menschen, die uns verletzt haben, hinwegkommen können. Wir verharren in der Opferrolle.

Als Kind fragte ich mich, wie Gott all das Leid und die Ungerechtigkeit in der Welt zulassen könne. Es schien mir nicht fair zu sein.

Inzwischen habe ich die Konzepte von Reinkarnation und Karma entdeckt, was der Angelegenheit Sinn gibt.

Karma ist das geistige Gesetz von Ursache und Wirkung. Jede Handlung bewirkt eine entsprechende und entgegengesetzte Reaktion. *Die Reaktion mag nicht in demselben Leben eintreten.*

Ich glaube, dass mir nur dann etwas Negatives widerfährt, wenn ich in einem anderen Leben dazu beigetragen habe, dass einer anderen Person etwas Negatives widerfahren ist. Auf diese Weise erlebe ich die Konsequenzen meiner Handlungen. Entweder mir geschieht genau das Gleiche oder ich ziehe eine Krankheit oder ein Gebrechen derselben Energieform an.

Wird jemand mit einem schrecklichen Gebrechen geboren, liegt die Ursache wahrscheinlich in einem vergangenen Leben, dessen Ereignisse eine derartige Behinderung aus karmischen Gründen notwendig machen.

Ich habe oft erlebt, dass Patienten im Laufe der Heilbehandlung dem Urheber gewalttätiger und grauenvoller Vorfälle in diesem Leben ins Angesicht blickten. In die Vergangenheit schauend, erkannten sie die umgekehrte Situation: Sie waren der Täter und der andere das Opfer gewesen. Nach dieser Erkenntnis werden sie durch eine Übung geleitet, die es ihnen ermöglicht, alle Menschen, die sie in diesem oder in irgendeinem früheren Leben gekränkt haben, um Vergebung zu bitten. Danach gelingt es ihnen meistens, ihrerseits jenen zu verzeihen, von denen sie in diesem Leben verletzt wurden.

Mit dem karmischen Gesetz lässt sich nicht spaßen, aber ein höheres Gesetz, das Gesetz der Vergebung, kann es beeinflussen. Jesus, der Lehrer dieses Gesetzes, forderte uns auf zu vergeben und „die andere Wange hinzuhalten".

Dies ist weitaus schwieriger, als Wut, Rache und heftigen Gefühlsschmerz zu empfinden. Manche Menschen definieren sich über ihr Unglück und kleben daran, als gäbe es keine Alternative. Selbst der Vorschlag, der Person, die sie verletzt hat, zu vergeben, ruft eine wütende, anklagende Reaktion hervor: „Du würdest mich nicht darum bitten, wenn du wüsstest, wie schrecklich es für mich gewesen ist!" Doch, ich würde.

Angela war jahrelang häuslicher Gewalt ausgesetzt gewesen. Eines Tages brach ihr Mann ihr fast das Genick. Ich begegnete ihr sechs Jahre danach. Sie litt unter furchtbaren Nackenbeschwerden und fürchtete um ihre eigene und die Sicherheit der Kinder. Sie fürchtete nicht nur ihren geschiedenen Mann, sondern eine Menge andere Dinge. Sie war nicht fähig, an eine neue Beziehung auch nur zu denken. Sie betrachtete sich als Opfer häuslicher Gewalt, was in ihrer Sprache zum Ausdruck kam.

Ihr Energiekörper war fast völlig lahmgelegt. Ihr Nacken und ihr Herz bereiteten ihr große Schwierigkeiten. Der Schlüssel dazu lag in ihrem Herzen. Diese Frau bewies Mut, indem sie die Vergangenheit fast hinter sich gelassen hatte, doch sie vermochte sich nicht völlig zu befreien.

Mit Hilfe einer starken Seelenenergie führte ich sie durch den Prozess der Vergebung. Als sie ihrem geschiedenen Ehemann vergab, entströmte ihrem Herzen eine riesige schwarze Wolke und verschwand. Sie unterzog sich mehreren Behandlungen und nahm an allen meinen Workshops teil. Innerhalb von zwölf Monaten erholte sich ihr stark behinderter Nacken, und sie konnte wieder ein normales Leben führen, wozu auch Tennisspielen und Gewichtheben gehörten. Wenn sie an ihren geschiedenen Mann dachte, dann eher mit Mitgefühl als mit Furcht.

Auch ihren beiden Söhnen im Teenageralter hatte die häusliche Gewalt stark zugesetzt, und sie zeigten ähnliche Verhaltensmuster. Als Angela gesundete, gesundeten auch ihre Kinder. Sie wurden ruhiger, benahmen sich besser in der Schule und halfen ihr bei der Hausarbeit.

Jenny, eine hoch intelligente Krankenschwester, befand sich in einem hässlichen Scheidungsprozess. Ihr Mann hatte dreißigtausend Dollar von ihrem Bankkonto gestohlen, bevor er sich mit einer jüngeren Frau davonmachte. Er verspielte das Geld, und sie konnte es nicht zurückbekommen. Es folgten erbitterte Scheidungsverhandlungen, und nach zwei Jahren hatte sich die Situation verhärtet. Sie suchte mich auf, und wir begannen mit der Heilarbeit. Entscheidend für den Erfolg war, ihm zu vergeben und die Energiebande zu durchtrennen, die sie an ihn fesselten.

Innerhalb von zwei Stunden rief ihr Mann an, entschuldigte sich, dass er das Geld genommen hatte, und wollte es ihr zurückzahlen. Eine Woche später trafen sie sich in einem Café, und er überreichte ihr einen Scheck von dreißigtausend Dollar. Sie legten ihre familiären Streitigkeiten bei und reichten kurz darauf die Scheidungspapiere bei Gericht ein.

Für Angela, Jenny und zahlreiche andere Patienten wirkte der Prozess des Vergebens wahrhaft heilend. Beide Frauen reinigten ihre Energie, riefen ihren Geist aus der Vergangenheit zurück und wurden frei. Beide fanden ihre Lebensfreude wieder. Angela half anderen, ebenfalls unter häuslicher Gewalt leidenden Menschen, indem sie ihnen ihre Geschichte und ihre Heilung erzählte.

Familiengeschichte Herzanfall

Ich habe viele Patienten, vorwiegend Männer, mit einem verstopften Herz-Chakra behandelt, bei denen Herzerkankungen und Tod durch Herzanfall in der Familie liegen. Nach eingehender Befragung lassen sich die emotionalen Muster der betreffenden Personen erkennen, die es erschweren oder sogar unmöglich machen, Gefühle zum Ausdruck zu bringen. Sie stehen nicht wirklich in Berührung mit dem, was sie fühlen, und empfinden andere Leute als „sehr viel emotionaler als ich es bin". In vielen Fällen wird offenbar, dass der Patient in dieser Hinsicht seinen Angehörigen stark ähnelt. Häufig empfanden sie die Verhaltensweise ihrer Eltern als recht streng, nach dem Motto: „Wer die Rute spart, verzieht das Kind", eine Erziehungsmethode, die verantwortungsbewusste Eltern übernahmen, im Glauben, richtig zu handeln.

Selbst wenn der Patient sich sagte: „Ich will niemals so werden wie mein Vater", musste er sich oft eingestehen, dass er sich seinen Kindern gegenüber fast genauso verhielt, wie er es von seinen Eltern erfahren hatte. Ohne das bewusste und anhaltende Bemühen, sich zu wandeln, neigen wir dazu, ebenso zu werden wie unsere Erzieher, einschließlich unsere Eltern oder Verwandten, die uns in unserer Kindheit vielleicht ungemein gekränkt haben.

Eine Veränderung des Gefühlsmusters kann das Krankheitsbild, unter dem die Person leidet, verändern. Sollte es in deiner Familie Herzerkrankungen geben, verzweifele nicht. Befolge die Richtlinien zur Gesunderhaltung des Herzens, einschließlich Diät, Bewegung und Rauchverbot. Außerdem ist es sehr wichtig, einen Weg zu finden, seine Gefühle zum Ausdruck zu bringen. Viele Menschen müssen zuerst lernen, Gefühle zu fühlen. Es ist empfehlenswert, sich einer Heilbehandlung des Herzens zu unterziehen.

Geistige Entwicklung und höheres Bewusstsein

In den meisten Fällen wird die Energie äußerst schmerzhafter Geschehnisse, die wir nicht verkraftet haben oder verzeihen konnten, im Herzen gespeichert. Sie blockiert nicht nur unser Leben, sondern verwehrt uns den Zutritt zu einer wundervollen geistigen Welt, die über ein gesundes und angeregtes Herz-Chakra erreicht werden kann.

Um die höheren Zentren zu entwickeln und Zugang zu den Energien der Liebe zu finden, muss man sich mit der jeweiligen Problematik auseinandersetzen. Spirituell gesehen, bildet das Herz-Chakra das Tor zu einem höheren Bewusstsein. Ein offenes, reines und lebendiges Herz eröffnet uns eine völlig neue Welt.

Empfänglichkeit für Energieheilung

Subtile Energieströme werden mit dem Herz-Zentrum wahrgenommen. Personen mit einem kleinen oder blockierten Herz-Chakra spüren die Energieheilung kaum. Sie werden von vornherein behaupten, dass sie ohnehin wirkungslos sei. Ein Heiler sollte sich niemals über den Willen des Patienten hinwegsetzen.

Hellfühlen

Unter Hellfühlen versteht man die Fähigkeit, Energie mit den Händen zu fühlen. Sollte dies nicht gelingen, liegt es wohl an einem verstopften Herz-Chakra. Erst wenn dieses gereinigt wurde, vermag sich das Feingefühl voll zu entfalten.

Es ist nicht jedem von Natur aus gegeben, die Energie mit den Händen zu fühlen. Manche Menschen nehmen sie visuell wahr oder hören sie.

Als ich anfing, mich mit Energieheilung zu befassen, spürte ich nichts in meinen Händen. Diese Form der Wahrnehmung gleicht in gewisser Weise dem Hellsehen. In beiden Fällen handelt es sich um einen höchst subtilen Vorgang. Es dauerte eine Weile, bis ich entdeckte, dass ich die Energie zu sehen vermochte. Zunächst nahm ich an, es seien meine üblichen Gedanken und Emotionen, die wahllos hin und her glitten. Nachdem ich ein Jahr lang fleißig geübt hatte, gelang es mir, die Energie, die ich sah, auch mit meinen Händen zu fühlen. Im Vergleich zu meinen Schülern, habe ich sehr langsam gelernt.

In meinen Workshops gelingt es meinen Schülern mit neunzigprozentiger Wahrscheinlichkeit, die Energie bereits am ersten Tag zu fühlen. Dies liegt zum Teil daran, dass wir es ihnen erleichtern. Andererseits darf man nicht vergessen, dass sich die gesamte Menschheit in einem Entwicklungsprozess befindet und sich der subtilen Energie bewusster wird, was sich aus der Fülle der neuen alternativen Heilmethoden und der allgemeinen Akzeptanz der Energieheilung ersehen lässt.

Die Freude, geben zu können

Das Geben schenkt eine wunderbare Erfahrung. Erfolgt es aus einem offenen Herzen, ruft es Zufriedenheit und Freude hervor. Das Geben trägt zur Entwicklung des Herz-Chakras bei und wirkt sich positiv auf zukünftiges Karma aus. Wenn du anderen Menschen gibst, wird dir gegeben werden. Was du hergibst, erhältst du zurück. Zu geben, bietet die Möglichkeit, *Gnade auf unser spirituelles Bankkonto einzuzahlen*.

Möchten wir etwas bekommen, müssen wir zuerst geben. Möchtest du mehr Geld, spende Geld für eine gute Sache, einen spirituellen Lehrer oder einen ortsansässigen Wohltätigkeitsverein. Erwartest du eine gute Dienstleistung, leiste in allem, was du anfasst, einen guten Dienst. Wünschst du Freundschaft, biete zuerst die Freundschaft an. Dieses Prinzip lässt sich auf alles anwenden, was du vom Leben erwartest. Gleichgültig um „was" es sich dabei handelt, wünschst du es, trachte danach, es anderen Menschen zukommen zu lassen, und schaue dann, was geschieht.

Die Herz-Solarplexus-Beziehung

Wie bereits erwähnt, liebt der Besitzer eines großen Solarplexus wahrscheinlich das „Mein-Spiel". Das heißt: Mein ist mein, unser ist mein und dein ist auch mein. Personen, deren Solarplexus die übrigen Chakras an Größe übertrifft, neigen dazu, lieber zu nehmen als zu geben.

Menschen mit einem großen Herzen bilden das genaue Gegenteil. Sie geben gewöhnlich alles her und finden oft keine Grenze. Sie mögen zwar gutes Karma schaffen, halten aber nicht inne, um sich daran zu erfreuen. In einem physischen Körper zu leben bedeutet, den irdischen Bedürfnissen gerecht zu werden. Das Wurzel- und das Solarplexus-Chakra bilden gemeinsam das Bewusstsein, um dies zu gewährleisten.

Das Herz ist das Zentrum des Gebens, aber geben, ohne zu nehmen, wirkt erschöpfend. Zu viel zu geben, ohne nehmen zu können, ist oft ein Zeichen von Minderwertigkeitsgefühlen. Die betreffende Person erlangt ein gewisses Selbstwertgefühl nur, indem sie jedem in ihrem Umfeld dient. Menschen mit einen großen Herz- und einem kaum entwickelten Solarplexus-Chakra laufen Gefahr, Sklave ihrer Umwelt zu werden.

Ein starkes, gut entwickeltes Solarplexus-Zentrum, das auf einer gesunden Selbstachtung beruht, stellt einen unbezahlbaren Gewinn dar, wenn es das starke und entwickelte Herz-Chakra unterstützt. Wird ein großes, gesundes, liebendes und hingebungsvolles Herz-Chakra von einem gesunden, selbst-liebenden und würdigen Solarplexus unterstützt, befindet sich das Energiefeld im Gleichgewicht. Geben und Nehmen gleiten in einem gesunden, selbst-erhaltenden Tanz dahin.

Sobald das Herz-Chakra und die oberhalb liegenden Zentren vollständig erwacht und entfaltet sind, verwirklichen sich die Dinge, die wir in unserem Leben benötigen, in unterschiedlicher und rascher Weise. Die Impulse der unteren Energiezentren zuzulassen, öffnet die Tore in Lebensbereiche von unglaublicher Schönheit, und das Gewünschte manifestiert sich nahezu augenblicklich. Dazu bedarf es vollkommen entwickelter Chakras. Einer solchen Entwicklung blicken wir alle entgegen.

HERZ-CHAKRA-ÜBUNGEN

Vergebung

1. Anrufung (siehe Teil III)
2. Führe die Lichtsäulen-Meditation durch (Kap. 4). Lasse die Energie dreimal die Säule auf- und abströmen.
3. Denke an eine Person, mit der du dich gestritten hast und der du nun vergeben möchtest.
4. Sprich: „Ich rufe den Geist von (füge den Namen der Person hinzu)." Rufe ihn dreimal an.
5. Sprich: „Danke, dass du zugegen bist und wir heute unsere Energie bereinigen."
6. Sprich: „(Name), ich vergebe dir jetzt alles, womit du mich in diesem oder in einem anderen Leben oder auf einer anderen Existenzebene jemals gekränkt hast. Ich vergebe dir, ich vergebe dir, ich vergebe dir, durch die Gnade Gottes. So sei es." Atme ein und lasse los.

7. Wiederhole Schritt sechs dreimal.
8. Wende dich nun der anderen Seite der Medaille zu und betrachte, was du der anderen Person angetan haben magst. „(Name), ich bitte dich jetzt, dass du mir verzeihst, was ich dir in diesem oder in einem anderen Leben oder auf einer anderen Existenzebene bewusst oder unbewusst angetan haben mag und das dich verletzt hat. Bitte, vergib mir, bitte, vergib mir, bitte, vergib mir. So sei es, durch die Gnade Gottes." Atme ein und lasse los.
9. Wiederhole dies dreimal.
10. Erschaue innerlich die Energiefäden, die dich mit der anderen Person verbinden. Versuche, sie zu orten. Erhebe deine Hand, hole aus und schlage die Bande wie mit einer Axt durch. Sprich dabei: „Ich befreie mich und fordere meinen Geist zurück. Aufgrund meiner aufrichtigen Vergebung erkläre ich alles Karma zwischen uns als beendet. Mögest du frei sein und möge dir alles Gute widerfahren. So sei es, durch die Gnade Gottes." Atme ein, lasse los und stelle dir vor, wie alle Energiefäden zwischen euch verschwinden.
11. Führe die Erzengel-Meditation durch (Anhang) oder eine Meditation, die dein Energiefeld durchlichtet, um die unerwünschte Energie durch Liebe zu ersetzen.
12. Sage Dank.

Geben

„Liebe alle, diene allen", so lautet der Grundsatz von Sai Baba.

Jede Form des Gebens oder Dienens trägt zur Entwicklung des Herz-Chakras bei. Wird Großzügigkeit zur Lebensart, erblüht das Herz, Beziehungen wachsen, es entwickeln sich Mitgefühl und Einfühlungsvermögen, und es fließen Warmherzigkeit und Liebe.

HERZ-CHAKRA-AFFIRMATION

Ich bin liebevoll, freundlich, mitfühlend, gütig und warmherzig.
Ich vergebe allen, die mich in diesem oder in einem anderen Leben
jemals verletzt haben.
Ich liebe, ich liebe, ich liebe.

Kapitel 14

Das Kehlkopf-Chakra

Das Kehlkopf-Chakra befindet sich unterhalb des Kehlkopfes, in der vorne gelegenen Vertiefung, und ragt rückwärts am Nacken hervor.

MÖGLICHKEITEN

- Zu sagen, was man als wahr erachtet.
- Gutes Kommunikationsgeschick
- Die Fähigkeit, die Vorstellungen der anderen Chakras auszuführen.
- Kenntnisse in Dokumentation und Kategorisierung
- Kreativität, die Details erfordert, wie Malen oder Schreiben.
- Logische, geordnete Gedankengänge
- Organisations- und Administrationsfähigkeiten
- Die Fähigkeit, ins Einzelne gehende Tätigkeiten auszuüben.
- Planen
- Studieren
- Die Fähigkeit, sich in der physischen Welt pünktlich zu bewegen.
- Ordnung und Sauberkeit

ÄNGSTE

- Sorgen
- Peinliche Genauigkeit
- Sturheit
- Die Angst, auszusprechen, was man als Wahrheit erachtet.
- Kein aufmerksamer Zuhörer

FOLGEN

- Taubheit, Hörprobleme
- Kehlkopfbeschwerden
- Mund-, Zahn- und Zungenprobleme
- Mangelnder Ordnungssinn
- Unaufgeräumte Schränke und Kommoden
- Häufige Unpünktlichkeit
- Sprachschwierigkeiten
- Mandelentzündung, Laryngitis und Asthma
- Sturheit
- Nackensteife oder ähnliche Beschwerden
- Unbeugsamkeit

BEZIEHUNG ZU ANDEREN CHAKRAS

Das Kehlkopf-Chakra steht in enger Beziehung zum Sakral-Chakra. Beide Zentren befassen sich mit der Kreativität. Sie wirken als Team.

Der Kehlkopf bildet die Schnittstelle zwischen Herz und Verstand. Er kann stark unter Druck geraten, wenn sich Herz und Verstand nicht einig sind und wir unser Herz nicht sprechen lassen.

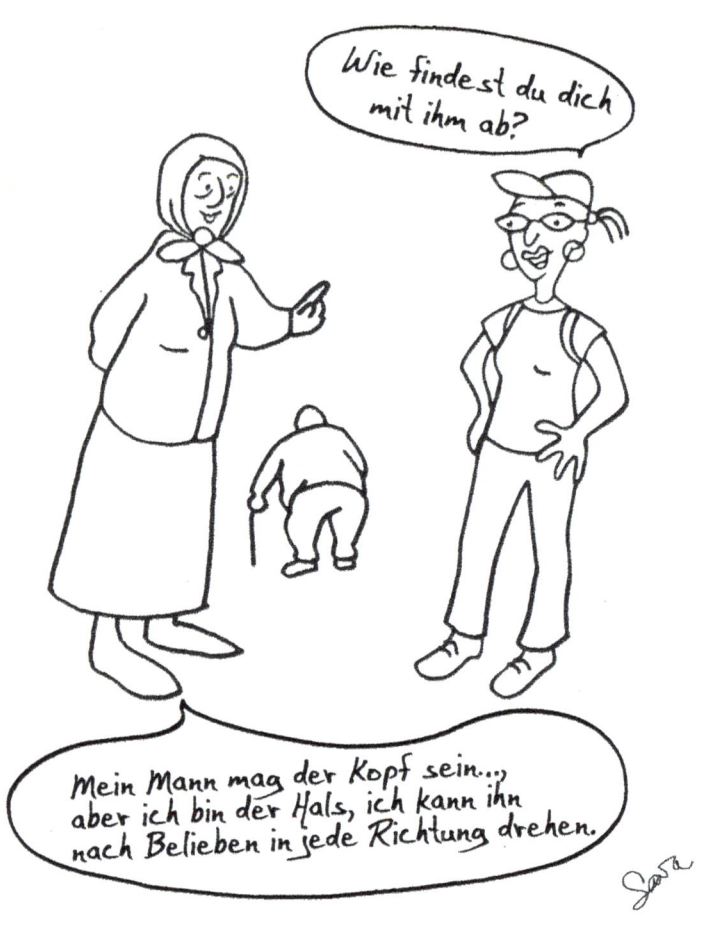

DEN IMPULS DES KEHLKOPF-CHAKRAS ENTFACHEN

Deine Wahrheit sprechen

Spürst du einen Kloß im Hals, wenn du dich zu einem Thema äußern sollst, das dich emotional stark berührt? Zieht sich dein Inneres zusammen, wenn du nervös oder unsicher bist? Derartige Empfindungen treten auf, sobald das Hals-Chakra als Reaktion auf die Emotion in einer Weise zu vibrieren beginnt, dass man es wahrnehmen kann.

Im Allgemeinen fühlt man die Bewegung der Chakras nicht, es sei denn, man wird darauf hingewiesen. Im Laufe der Zeit und mit viel

Übung habe ich gelernt, mir meiner Energiezentren und ihrer Reaktionen auf verschiedene Leute und Situationen bewusst zu werden, was sich als höchst aufschlussreich erweist.

Je mehr wir üben, unsere Überzeugungen freundlich zum Ausdruck zu bringen, desto eher wird es zur Gewohnheit werden. Dies bedeutet nicht, dass es dann immer einfach ist. Sind wir ärgerlich, wird uns niemand zuhören, da man nur den Ärger des Solarplexus vernimmt. Wenn wir gehört werden wollen, müssen wir den Ärger durch unseren Körper ziehen lassen und erst dann ruhig und möglichst unmissverständlich äußern, was uns bedrückt, indem wir beginnen: „Ich fühle...." Niemand kann uns nachsagen, wir lägen falsch, wenn wir nur zum Ausdruck bringen, wie wir uns fühlen. In dieser Weise einen Satz zu beginnen, besitzt eine stärkere Wirkung als „Du bist..." Dein Kehlkopf-Chakra wird es dir danken.

Möchten wir jemandem gegenüber unsere Liebe zum Ausdruck bringen, können wir ihm sagen, dass wir ihn lieben (Kehlkopf-Chakra), aber er wird uns nur glauben, wenn in dieser Aussage die Energie der Liebe (Herz-Chakra) mitschwingt.

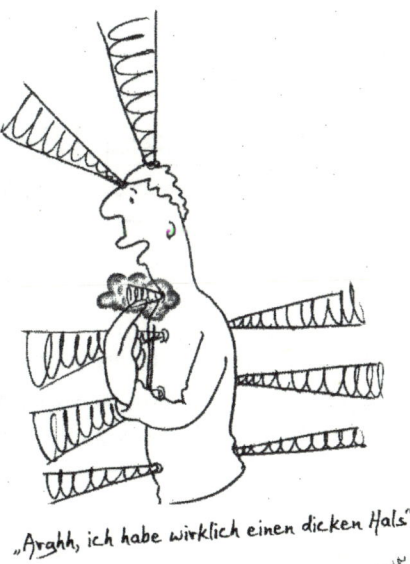

„Arghh, ich habe wirklich einen dicken Hals"

SYSTEME UND AUFGERÄUMTE SCHUBLADEN

Menschen mit einem sehr großen Kehlkopf-Chakra neigen zum Perfektionismus. Sie legen großen Wert auf Einzelheiten. In ihrem Kleiderschrank herrscht absolute Ordnung. Die Hemden hängen fein säuberlich nach Farben geordnet auf den farblich passenden Bügeln. Ihre Unterwäsche ist gebügelt, ordentlich zusammengefaltet und zueinander passend.

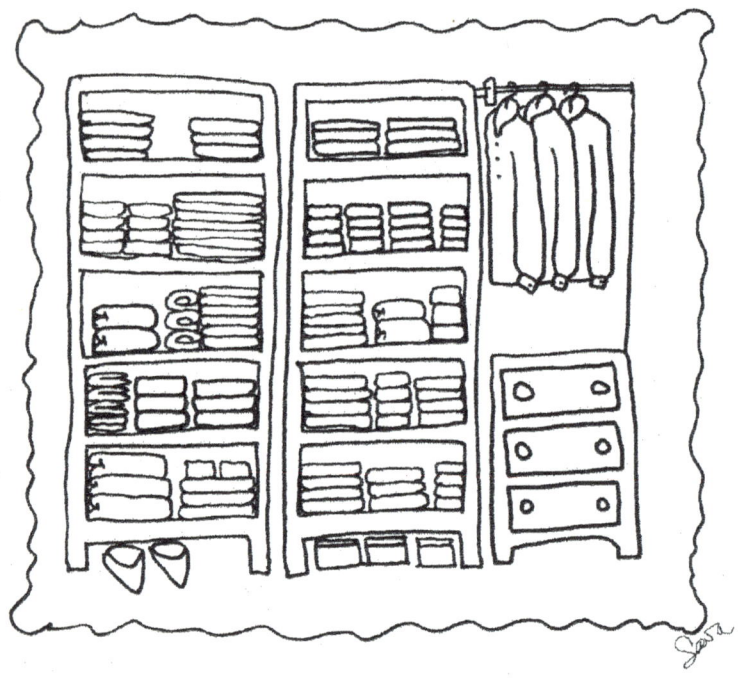

Einerseits beneide ich einen solchen Ordnungssinn, andererseits erwarten diese Menschen von sich selbst und von anderen jederzeit vollkommene Ordnung. Niemand kann sie zufriedenstellen, was eine Beziehung belastet. Perfektionisten können einem im Nacken (ebenfalls vom Kehlkopf-Chakra regiert) hängen, wenn sie nicht wissen, wann sie die Dinge und die anderen Menschen einfach so nehmen sollen, wie sie nun einmal sind.

Ich erinnere mich noch gut an Alice, eine australische Ureinwohnerin. Sie arbeitete in einer Schule für schlechter gestellte einheimische Kinder, um die Lehrer zu unterstützen. Die Aufgabe der Schule bestand teilweise darin, die Kinder mit Nahrung zu versorgen, damit sie zumindest einmal am Tag eine vernünftige Mahlzeit zu sich nahmen. Alice besaß ein großes Herz. Es fiel ihr schwer, sich daran zu halten, den Kindern vorschriftsmäßig ihre Mahlzeit zu geben, sie aber nicht umarmen zu dürfen. Einzelheiten interessierten sie kaum.

Ihre strengen Kollegen ärgerten sich über ihre „absichtliche Missachtung der Vorschriften" und kritisierten sie ununterbrochen wegen ihres „fehlerhaften" Verhaltens, wozu auch gehörte, dass sie den Kindern heimlich Süßigkeiten oder Kuchen zusteckte, anstatt pflichtgetreu ihre Aufgabe als Gehilfin zu erfüllen. Die Lehrer vertraten die Ansicht, dass Regeln aufgestellt wurden, um sie zu befolgen, sowie gewisse Maßstäbe aufrechterhalten werden mussten, nach denen Alice sich zu richten hatte. Die Kinder liebten Alice und taten alles für sie, selbst die Hausaufgaben wurden gemacht. Sie vertrauten sich ihr an, und sie schenkte ihnen viel Aufmerksamkeit und Unterstützung.

Wäre ihr Kehlkopf-Chakra ebenso stark entwickelt gewesen wie das ihrer Kollegen, hätte sie keinerlei Schwierigkeiten gehabt, die Vorschriften peinlichst genau zu erfüllen. Sie hätte sich logisch und den Regeln entsprechend verhalten, bessere organisatorische Fähigkeiten besessen und sich dem vorgegebenen systematischen Ablauf untergeordnet, in dem alles seinen Platz *besaß* und sich alles an seinem Platz *befand*.

Statt dessen besaß Alice ein weites Herz, dessen Stimme alles übertönte. Sie liebte es, diesen Kindern etwas zu geben. In ihren Augen mussten die Regeln gebogen werden, wenn Mitgefühl oder gesunder Menschenverstand es erforderten. Es fehlte ihr die Strenge, was ihre Kollegen ihr als Schwäche ankreideten. Sie ließen sie nicht in Ruhe und bestanden auf Disziplin und absolut vorschriftsmäßiges Verhalten. Für Alice bedeuteten diese Forderungen eine Vernachlässigung der offensichtlichen emotionalen Bedürfnisse der Kinder, was ihr sehr schwer fiel. Der schonungslose und unversöhnliche Druck, der auf ihr lastete, rief schließlich akute Angstzustände in ihr hervor. Ihr Nacken begann zu schmerzen, und sie konnte ihrer Arbeit nicht mehr nachgehen. Die Ärzte vermochten nichts festzustellen, nur ihr Kehlkopf-Chakra zeigte deutlich, worum es ging.

Ich vertrat Alice bei ihrer Forderung um Entschädigung. Sie hatte Glück, denn der für ihren Fall zuständige Richter besaß ein ebenso großes Herz wie sie und unterstützte ihre Forderung. Nach dem Prozess besprachen wir eine Heilungsmöglichkeit, die sie noch nicht in Erwägung gezogen hatte. Später hörte ich, sie habe sich für eine Energiebehandlung entschlossen. Durch die Freisetzung der Stress-Energie heilte ihr Kehlkopf-Chakra völlig aus. Auch ihre Nackenbeschwerden besserten sich.

Allzu große Genauigkeit, wie man sie von Alice gefordert hatte, führt zu innerer Unruhe. Das Kehlkopf-Chakra dreht sich zu schnell. Je nachdem wie wir damit umgehen, können sich Beschwerden in jenen Körperteilen entwickeln, die vom Kehlkopf-Chakra versorgt werden, unter anderem Nackensteifheit.

DAS NIEDERE BEWUSSTSEIN

Das Kehlkopf-Chakra beherrscht das niedere Bewusstsein, jenen Anteil unserer Intelligenz, der die Dinge berechnet. Es bedient sich der Logik und bewährt sich hervorragend in akribischer Genauigkeit, in der Planung, beim Lernen, Malen und in der höheren Kreativität.

Das Kehlkopf-Chakra nimmt nicht das Gesamtbild wahr und kann sich keine abstrakten Gedankengänge vorstellen. Güte und Mitgefühl sind nicht seine Kategorien. Andererseits gäbe es ohne dieses Energiezentrum keine funktionierenden Zugfahrpläne, Bibliotheken oder Dateien. Das Kehlkopf-Chakra übernimmt die Ausführung der Funktionen, die von den übrigen Energiezentren als notwendig erachtet werden.

Menschen, deren Kehlkopf-Chakra weitaus stärker entwickelt ist als die übrigen Energiezentren, richten sich genau nach den Regeln und gehen methodisch und systematisch vor. Sie sollten allerdings keine Stelle antreten, die einen Gesamtüberblick verlangt, da ihre Energie nicht darauf eingestellt ist und sie keine gute Arbeit leisten werden. Sie können äußerst kritisch sein und vor lauter Bäumen den Wald nicht sehen. Die Fähigkeit, sich einen Gesamtüberblick zu verschaffen, gehört eher in den Aufgabenbereich des Ajna-Chakras.

KEHLKOPF-CHAKRA-ÜBUNG

Seine eigene Wahrheit sprechen

Manche Menschen benutzen ihre Wahrheit als Entschuldigung, um über uns herzufallen. Davon spreche ich nicht. Wenn man ruhig und freundlich zum Ausdruck bringt, wie man sich im Allgemeinen fühlt, baut sich kein Energiestau auf, der einen veranlasst, ihn loszuwerden zu wollen. In angemessener Weise über seine Gefühle zu sprechen, stärkt das Kehlkopf-Chakra und erhöht die allgemeine Stärke und Entwicklung.

Singen

Bedient man sich seiner Stimme, um Schönheit in die Welt zu tragen, entwickelt sich das Kehlkopf-Chakra sehr rasch. Bei berühmten Sängern findet man dieses Energiezentrum besonders stark entfaltet.

Ich singe gerne Kirchenlieder und fühle bereits die Reaktion meines Kehlkopf-Chakras, wenn ich nur daran denke. Je mehr ich singe, desto seltener leide ich unter Halsschmerzen oder Entzündungen, die mich früher oft plagten.

Routine entwickeln

Stellst du fest, dass dein Leben chaotisch zu werden droht und du nicht auf Einzelheiten achtest, dann wird es Zeit, dein Kehlkopf-Chakra ein wenig zu unterstützen. Man erspart sich so manchen Ärger, wenn man die Dinge systematisch angeht und Ordnung hält. Dadurch fördert man die Funktionen der übrigen Energiezentren, was das Leben auf der physischen Ebene erleichtert.

KEHLKOPF-CHAKRA-AFFIRMATION

Ich spreche meine Wahrheit aus.
Ich bin meinem höheren Selbst und meinem Schicksal gegenüber treu.
Es fällt mir leicht, mein Leben ordnungsgemäß und gründlich zu handhaben.

Kapitel 15

Das Ajna-Chakra

Das Ajna-Chakra liegt zwischen den Augenbrauen. Man nennt es auch das dritte Auge.

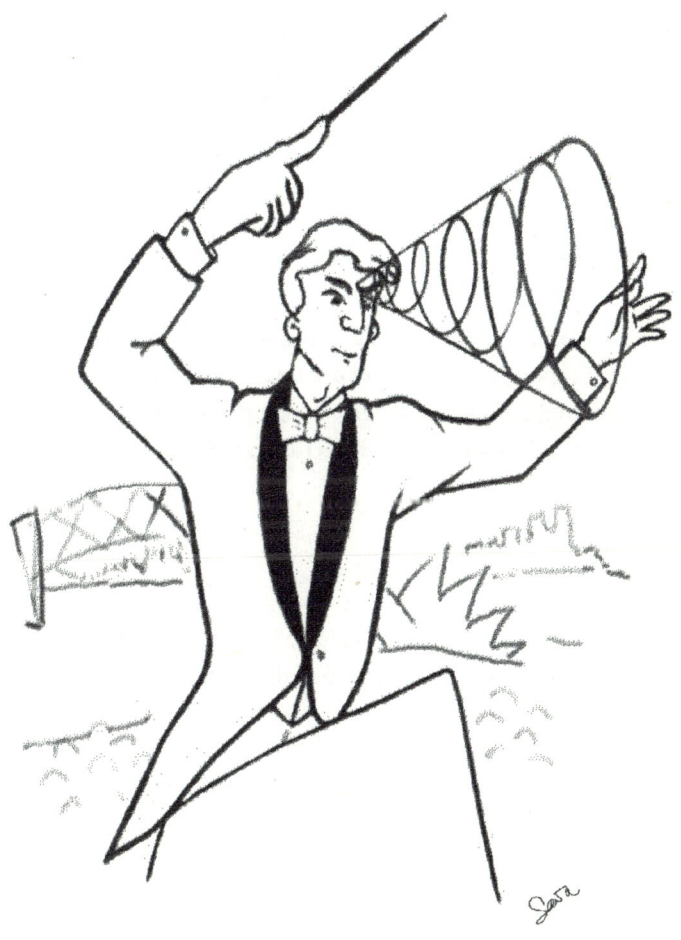

MÖGLICHKEITEN

- Ausrichtung des persönlichen Willens auf den Willen des höheren Selbst.
- Die Fähigkeit, den freien Willen auszuüben.
- Das Verstehen abstrakter Konzepte und Prinzipien
- Die Fähigkeit, sich einen Gesamtüberblick zu verschaffen und unterschiedliche Themen zu begreifen und ineinander zu verweben.
- Rasches Erfassen einer Situation
- Die Fähigkeit, alle Energiezentren durch dieses Chakra aufeinander auszurichten.
- Die Entwicklung von Objektivität und scharfer Wahrnehmung
- Die Entwicklung von Weisheit durch Wissen und Intuition

ÄNGSTE

- Schwierigkeiten, die höhere Führung wahrzunehmen.
- Die Unfähigkeit, der höheren Führung zu vertrauen.
- Die Unfähigkeit, Gefühlsängste lange genug loszulassen, damit das Ajna-Chakra seine Aufgabe erfüllen kann.

FOLGEN

- Eine fehlende zufriedenstellende Lebensausrichtung
- Die Unfähigkeit, vor lauter Bäumen den Wald zu sehen.
- Augenprobleme
- Probleme mit Nase und Nebenhöhlen
- Probleme mit der Hirnanhang- und den endokrinen Drüsen
- Krebs
- Allergien
- Verschiedene körperliche Beschwerden

BEZIEHUNG ZU ANDEREN CHAKRAS

Das Ajna-Chakra vermag alle anderen Energiezentren zu beherrschen und sie in der entsprechenden Reihenfolge und bis zu einem gewissen Grad aufleuchten zu lassen. Über das Ajna-Chakra kann man dem gesamten Ätherkörper Energie zuführen.

DEN IMPULS DES AJNA-CHAKRAS ENTFACHEN

Wille

Beim Willen handelt es sich um eine Seelenkraft, die sich über die Chakras in uns zum Ausdruck bringt. Der Wille der meisten Menschen wird vom Solarplexus beherrscht. Im Laufe unserer Entwicklung und mit zunehmender Größe der höheren Energiezentren spielt das Ajna-Chakra eine immer größere Rolle bei der Willensausübung. Der durch dieses Chakra ausgedrückte Wille steht mit dem höheren Selbst in Verbindung und ist in Bezug auf die allgemeine Wahrnehmung weitaus verlässlicher als der Wille des Solarplexus, der vom unmittelbaren Verlangen getrieben wird.

Personen mit einem kleinen Ajna-Chakra lassen sich leicht vom Willen anderer beherrschen. Wenn das Ajna-Chakra wächst und erstarkt, verblasst die Erfahrung der Willenlosigkeit.

Sucht

Jede Suchtform birgt Gefahren, da sie den freien Willen raubt. Ein wirklich Süchtiger besitzt keine Kontrolle darüber, ob er spielt, Drogen nimmt oder anderen Süchten unterliegt. Durch die Vergrößerung des Ajna-Chakras und die Auflösung der Suchtenergie, die gewöhnlich im Solarplexus sitzt, kann man viel zur Abschwächung beitragen. Dies erleichtert den Übergang vom Suchtverhalten zu einer „normalen" physischen Verhaltensweise, die mit der Energiebehandlung einhergehen muss.

Abstrakte Konzepte

Das Ajna-Chakra ermöglicht es dem Menschen, abstrakte Konzepte und Prinzipien zu verstehen. Dazu gehören philosophische Fragen, konkurrierende Denkmuster, Glaubensangelegenheiten und das Verständnis für das Wesen der Dinge aus einer ganzheitlichen Schau, weniger aus der Perspektive von Einzelheiten (Kehlkopf-Chakra).

Meisterplan

Jemand mit einem gut entwickelten Ajna-Chakra vermag eine Situation zu überblicken und die notwendigen Anordnungen zu treffen, während er die objektive Gesamtleitung beibehält. Eine solche Fähigkeit wird von Geschäftsführern, Projektleitern und ihresgleichen erwartet.

Dinge sehen

Jemand mit einem starken und entwickelten Ajna-Chakra besitzt gewisse hellseherische Fähigkeiten. Diese Fähigkeit ist allerdings ziemlich begrenzt, da sie sich auf die astrale Ebene der Gedanken und Emotionen beschränkt. Es besteht die Möglichkeit, über dieses Zentrum die Gedanken anderer sowie dunkle Bereiche oder Krankheiten im physischen Körper wahrzunehmen.

Höhere Formen der Hellsichtigkeit liegen nicht in diesem Zentrum. Dazu gehören die Visionen von Engeln, aufgestiegenen Meistern und das strahlende Licht der inneren Welt.

Chaos

Eine Beeinträchtigung oder Blockade des Ajna-Chakras führt dazu, dass die entsprechende Person nicht in der Lage ist, ihr Leben oder die Situationen, in denen sie sich befindet, zu überblicken. Manifestiert sich die Blockade auf physischer Ebene, kann das Körpersystem in ein gewaltiges Chaos stürzen. Menschen mit ernsthaften Krankheiten, insbesondere Krebs und Zuständen, bei denen alles schief zu laufen scheint, weisen häufig eine Fehlfunktion des Ajna-Chakras auf.

Bill gehörte zu meinen Patienten. Er war siebzig Jahre alt und ein Leben lang ein erfolgreicher Geschäftsmann gewesen. Seit seinem Rückzug aus dem Geschäftsleben lebte er mit seiner geliebten Frau auf seinem wunderschönen Anwesen und gab sich vollkommen seiner Leidenschaft, dem Malen, hin.

Bill stellte fest, dass er unter Prostatakrebs litt. Die Ärzte hatten ihm erklärt, dass sich der Krebs im gesamten Körper ausgebreitet habe und nicht mehr operiert werden könne. Überall hatten sich Metastasen entwickelt, und die Tumore in der Lunge drückten auf das Rückenmark. Angeblich hatte er nur noch drei Monate zu leben.

Er ließ sich von mir behandeln, nicht weil er an Energieheilung glaubte, sondern weil er verzweifelt war. So lauteten zumindest seine Worte. Ich erklärte ihm, keine Versprechungen machen zu können, da vieles mit seinem Karma in Zusammenhang stehe. Falls er genügend positives Karma angesammelt habe, würde er die Gnade empfangen, völlig auszuheilen, ansonsten bestehe keine Chance. In jedem Fall war ich mir sicher, dass die Heilbehandlung ihm eine bessere Lebensqualität schenken würde, gleichgültig, wie lange dieses Leben währen sollte.

Bill nahm den Geist der Heilung mit Begeisterung auf. Sein Verlangen, alles über seinen Energiekörper zu erfahren, dessen Beziehung zu seinen Gefühlen, zu seinen Mitmenschen und zu seinem physischen Körper, schien unersättlich zu sein.

Zur Behandlung seines Körpers setzte ich die Prana-Heilung ein. Nach der ersten Behandlung fühlte sich Bill ungemein müde, gefolgt von einem Energiestoß, der anhielt, bis ich ihn in der darauffolgenden Woche wiedersah.

Im Laufe der zweiten Woche wendeten wir uns den dringlichsten Dingen zu, wie dem Wachstum der Metastasen. Meine hellseherische Beobachtung ermöglichte es mir, viele der Tumore zu sehen und sie mit Hilfe von Energie aufzulösen. Bei seinem nächsten Besuch brachte er frühere Röntgenaufnahmen mit. Ich verglich die Aufnahmen mit meinen Wahrnehmungen und stellte fest, dass sie ziemlich nahe beieinander lagen. Wir fuhren mit der Auflösung der Tumore fort. Einige Tage später wurden neue Röntgenaufnahmen gemacht. Er rief mich ganz aufgeregt an, um mir mitzuteilen, dass zahlreiche Tumore verschwunden waren.

Während der folgenden sechs Monate kam Bill mehr oder weniger regelmäßig zur Behandlung, die sich stark auf die Normalisierung des Ajna-Chakras bezog, das völlig durcheinandergeraten war. Abgesehen von seinem Krebs, litt Bill unter Herzbeschwerden, hohem Blutdruck und einem Mangel an Thrombozyten. Bill war ein wunderbarer Patient, da er die Verantwortung für seine Heilung selbst übernahm.

Im Hinblick auf sein Herzproblem besprachen wir sein Verhältnis zu den Menschen, die er liebte. Es stellte sich heraus, dass es mit einem seiner Kinder ein großes Problem gab. Sie hatten sich entfremdet. Aus der Tiefe seines Herzens durchlief er den Prozess der Vergebung, und einige Wochen später rief ihn ganz überraschend sein Sohn an. Sie fanden wieder zueinander, und Bills Herz-Zentrum erholte sich zusehends. Seine Herzschmerzen verringerten sich.

Bill war meinem Vorschlag gefolgt und begann kurz nach Beginn der Therapie mit der Meditation. Während des Heilungsprozesses fand er heraus, dass er mit geschlossenen Augen Farben zu sehen vermochte, die zunächst grau und bräunlich waren, was er nicht mochte. Mit zunehmender Klarheit erweiterte sich die Farbpalette, und er sah herrliche Blau-, Grün- und Gelbtöne, die er schließlich malte. Sein Ajna-Chakra normalisierte sich wieder, ebenso wie sein Leben. Einige Probleme ließen sich nicht beseitigen, und er musste auch weiterhin Medikamente für seinen Blutdruck und die Blutplättchen einnehmen, aber sehr viel weniger als früher, und die Beschwerden hatten sich auffallend verringert. Sein Herz erstarkte, und der Krebs verschwand völlig. Er gewann sogar seine Libido zurück.

Sobald der Energiekörper verstopft oder ausgelaugt wird, greifen die Probleme eines Bereiches auf weitere Bereiche über. Man darf keines der Energiezentren isoliert betrachten, was zum Teil auf die Meridiane zurückzuführen ist, da die unzähligen Energiefäden in uns unser gesamtes System zusammenhalten und unser physisches, emotionales und mentales Wesen mit Brennstoff versorgen.

AJNA-CHAKRA-ÜBUNGEN

Ajna-Entwicklung

Die Augen sind mit dem Ajna-Chakra verbunden und können zu seiner Entwicklung beitragen. Diese Übung ist zwar sehr einfach, aber kraftvoll. Blicke nach links oben und dann nach unten zur linken Brustwarze, anschließend zum Ajna-Chakra hinauf, hinunter zur rechten Brustwarze und nach rechts oben. Auf diese Weise haben die Augen ein W gezeichnet. Nun kehre den Vorgang um, beginnend oben rechts und oben links endend.

Reibe dir die Augen und atme dreimal durch das Ajna-Zentrum ein und aus.

Anhaltende Konzentration

Ein weiterer Weg, das Anja-Chakra zu entfalten, besteht darin, sich längere Zeit auf dieses Zentrum zu konzentrieren. Erfolgreiche Geschäftsleute entwickeln gewöhnlich sowohl ein sehr großes Ajna-Chakra, da sie sich auf das vorliegende Problem konzentrieren, als auch ein großes Kehlkopf-Chakra weil sie sich mit den Einzelheiten befassen.

Es gibt zahlreiche Meditationen, die die Konzentration auf eine einzige Sache fördern. Dazu gehören die Konzentration auf eine Flamme, den Atem oder einen einzigen Satz oder ein einziges Wort (Mantra). Alle diese Meditationen entwickeln das Ajna-Chakra.

AJNA-CHAKRA-AFFIRMATION

Ich stehe im Einklang mit dem göttlichen Willen.
Ich setze meinen Willen liebe- und respektvoll ein.
Ich besitze einen freien Willen und achte den freien Willen des Anderen.
Ich befehle, dass alles, was meine Ausrichtung auf den göttlichen Plan der Liebe und des Lichtes behindert, sich auflöst und verliert.

Kapitel 16

Das Scheitel-Chakra

Das Scheitel-Chakra bildet das Eingangstor für die Seelenenergie, die Energie der höheren Ebenen und der göttlichen Energie.

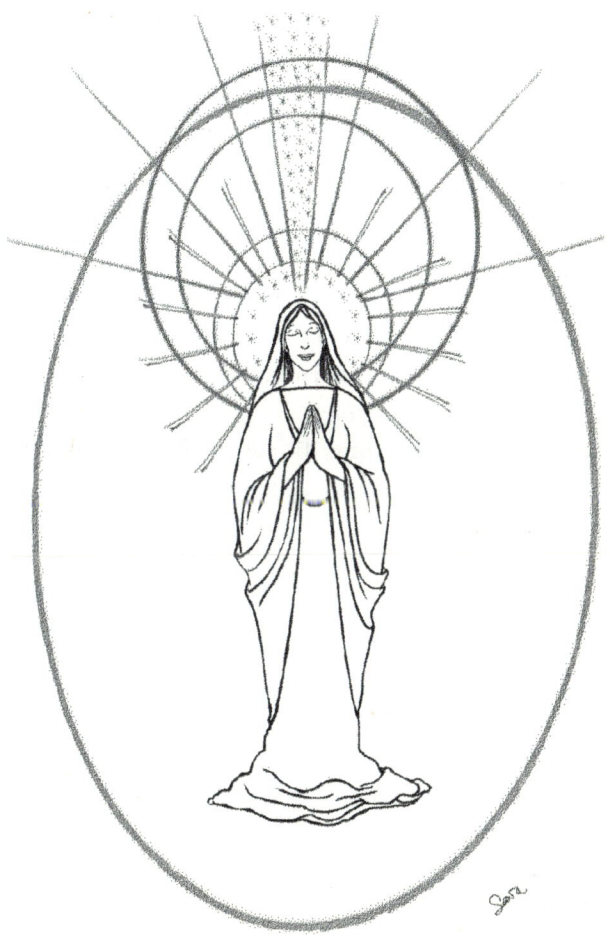

MÖGLICHKEITEN

- Eine Denkweise, die jenseits der Logik liegt.
- Wissen durch unmittelbares Verstehen, ohne belehrt zu werden.
- Eingangstor für geistige Energien
- Zentrum geistiger Verbundenheit
- Geistiges Herz und göttliche Liebe
- Verstehen der inneren Lehren
- Verstehen der Mythologie
- Verstehen der Archetypen
- Fortwährendes Bewusstsein
- Zugang zu anderen Leben, Akasha-Chronik

ÄNGSTE

- Angst vor der Vereinigung mit dem Göttlichen.
- Angst, von Gott/Göttin getrennt zu sein.
- Angst, sein volles Potenzial zu entfalten.
- Man glaubt, verrückt zu werden.
- Keine Bewusstseinserfahrung, die außerhalb der Vernunft liegt.
- Keine Bewusstseinserfahrung, die jenseits des Denkens liegt.

FOLGEN

- Gehirnschwierigkeiten
- Kopfschmerzen (oft verbunden mit Solarplexus)
- Probleme mit der Zirbeldrüse
- Die Unfähigkeit, eine höher schwingende Energie anzuziehen.
- Kein Zugang zur göttlichen Verbindung
- Stress und Ängstlichkeit
- Gehemmte Spiritualität
- Geisteskrankheit

BEZIEHUNG ZU ANDEREN CHAKRAS

Aus Sicht des Hellsehers ist das Scheitel-Chakra das genaue Ebenbild des Herz-Chakras. In dem Maße, in dem sich das Herz-Chakra entwickelt, entfaltet sich auch das Scheitel-Chakra.

Letzteres beginnt nicht eher seine volle Tätigkeit, als bis das Herz-Zentrum eine gewisse Klarheit und einen bestimmten Entwicklungsgrad erreicht hat. Dies kann Tausende von Leben in Anspruch nehmen. Durch die Entfaltung des Herz- und damit des Scheitel-Chakras werden neue Erkenntnisse gewonnen. Das Scheitel-Chakra seinerseits belebt andere Chakras, die über ihm liegen. In diesem Augenblick vermag das Individuum die Herrlichkeit der Verbindung zu Gott zu erfahren.

Der liebevolle Dienst an unserem Nächsten trägt zur Entwicklung des Herz-Chakras bei. Da die Entfaltung des Scheitel-Chakras von dieser Entwicklung abhängt, bildet die Nächstenliebe den Hauptfaktor für die Entwicklung beider Zentren.

DEN IMPULS DES SCHEITEL-CHAKRAS ENTFACHEN

Die Erinnerung an unsere ferne Vergangenheit

Ein entsprechend großes und reines Scheitel-Chakra ermöglicht umfassende Wahrnehmungen, einschließlich der Erinnerungen an frühere Leben. Die Akasha-Chronik enthält die Aufzeichnungen jedes einzelnen Geschehens in jedem unserer Leben. Ein Mensch mit einem stark entwickelten Scheitel-Chakra vermag diese Aufzeichnungen zu lesen, Einzelheiten wiederzugeben und zu erklären, warum eine Schwierigkeit besteht und wie sie ausgeräumt werden kann.

In meiner Praxis ist es üblich, dass Personen, die in komplizierten Beziehungen leben, Einblicke in einen anderen Zeitraum erhaschen.

Wir alle sind in unseren Leben alles gewesen, die Guten und die Bösen, reich und arm, Adlige und Bettler. Manchmal hilft es, die Ursache eines Problems zu erkennen, die mehrere Leben zurückliegen mag. Steht das vergangene Leben nicht in unmittelbarem therapeutisch verwendbaren Zusammenhang mit dem vorliegenden Problem, interessiert es mich wenig. Ich habe genug zu tun mit dem Hier und Jetzt.

Unsere Seelen sind geschlechtslos und inkarnieren als Mann oder Frau, was davon abhängt, welches jeweilige Ziel die Seele verfolgt. Diese Tatsache lässt die sexuelle Diskriminierung ziemlich lächerlich erscheinen, denn als Mann bist du zuvor eine Frau gewesen und umgekehrt. Die Rassendiskriminierung ist ebenso lächerlich, wenn man bedenkt, dass wir uns im Laufe unserer zahlreichen Leben überall auf der Welt und in allen Kulturen inkarnieren.

Sterben wir, ohne dass wir bestehende Konflikte mit anderen Menschen gelöst haben, werden wir uns mit denselben Seelen erneut inkarnieren, um die Angelegenheit zu regeln. Gewöhnlich handelt es sich dabei um jene Menschen, die man auf Anhieb nicht mag, wenn man ihnen begegnet. Unbewusst erinnert man sich daran, welches Unbehagen diese Seele einem das letzte Mal bereitete. Ähnlich verhält es sich mit unserer Zuneigung zu Menschen, die früher einmal unsere Freunde gewesen sind.

Die Seele, die in einem früheren Leben vielleicht einmal der Bruder gewesen sein mag, kann in diesem Leben die Mutter sein. Solltest du den Bruder damals ernsthaft verärgert haben, darfst du heute keine „liebevolle und leichte" Beziehung zu deiner Mutter erwarten. Das Eintauchen in die Vergangenheit kann viel Schmerz und Leid erklären und lösen. In den vorangegangenen Kapiteln haben wir bereits von den erstaunlichen Heilergebnissen gesprochen, bei denen die Vergebung früherer Streitigkeiten einen wesentlichen Beitrag geleistet hat. Viele Klienten haben berichtet, das sie in der Lage waren, gleich im Anschluss an den Heilvorgang, der die Energie der Zwistigkeiten vieler Leben freisetzte, Konflikte zu lösen.

Judy und ihr Freund John gründeten ein Geschäft. Obwohl sie talentierte Musiker waren, fehlte es beiden an Erfahrung. Sie beschlossen, eine Band zu gründen und eine CD herauszubringen. Judy gab John das Geld für die erforderliche Ausstattung, einschließlich eines

Musikstudios. John kam, um mit Judy zusammenzuarbeiten, und dann begannen die unvorhergesehenen Probleme.

Die Geräte brachen zusammen, und es stellte sich heraus, dass sie defekt waren. Es gab keine Garantie, da sie aus zweiter Hand gekauft worden waren. Judy und John, die kein Kapital besaßen, beschuldigten sich gegenseitig. John fühlte sich benachteiligt, da Judy zu viel Zeit damit verbrachte, sich um ihr kleines Kind zu kümmern, anstatt mit John Musik zu schreiben. Judy ihrerseits ärgerte sich darüber, dass John eine Anlage gekauft hatte, die nicht nur zu teuer, sondern für das Projekt auch untauglich war. Das Temperament ging mit ihnen durch, und sie sagten Dinge, die sie später bereuten.

John war so ärgerlich, dass er schließlich nicht einmal mehr mit Judy reden konnte. Als er mich aufsuchte, erkannte ich fast augenblicklich die Wurzel des Konfliktes. In einem vergangenen Leben waren John und Judy Brüder gewesen, die im Osten lebten und einen Gewürzhandel betrieben. Ihr Vater, ein erfolgreicher Geschäftsmann, hatte zehn Kinder, von denen nur drei überlebten, John, Judy und Doug, jener Mann, der ihnen bewusst die fehlerhafte Computerausrüstung verkauft hatte.

Damals trugen die beiden Brüder, John und Judy, die Verantwortung, und der Vater hinterließ ihnen seinen gesamten Besitz. Doug tauchte in dem Vermächtnis nicht auf. John und Judy begannen, sich um die Vormachtstellung in dem großen Unternehmen zu streiten und vernachlässigten das Geschäft. Am Ende sah Doug eine Chance, und es gelang ihm, John und Judy auszuschalten, die ihn seiner Meinung nach um sein Erbteil betrogen hatten.

John unterzog sich dem Prozess der Vergebung und verzieh Judy und Doug in diesem und in allen anderen Leben. Es entwich ihm eine erstaunliche Energie. Der Konzentrations- und Bewusstseinswandel, der sich in ihm vollzog, war beachtlich. Gegen Ende der Sitzung empfand er Mitgefühl für Judy. Beide waren in der Lage, ihre Differenzen zu bereinigen und weiterzugehen.

Frieden

Wenn der Solarplexus als größtes Chakra auftritt, wird für die Person Rache wichtiger sein als Frieden. Sind das Herz- und das Scheitel-Chakra federführend, wird der Frieden den Vorrang haben. Die Entfaltung dieser beiden Zentren entwickelt nicht nur das Feingefühl des Individuums, sondern die geistige Einstellung der Menschen, die mit dem Frieden in Einklang schwingen.

Gleichgültig, ob sich der Konflikt zwischen Einzelpersonen oder Völkern abspielt, die Ereignisse der Vergangenheit besitzen die gleiche Bedeutung wie die der Gegenwart. Eine Klärung bewirkt Unglaubliches. Mögen in Zukunft auf beiden Seiten Tausende von Menschen gleichzeitig geistig unterstützt werden, damit in den Unruhegebieten Frieden herrschen kann.

Wenn eine genügend große Anzahl von Menschen den Übergang von einem vom Solarplexus beherrschten Energiekörper zu einem vom Herz- und Scheitelzentrum regierten Energiekörper geschafft haben, wird der Weltfriede von Dauer sein.

Einheit

Wird im fortgeschrittenen Meditationszustand das Scheitel-Chakra angeregt, entsteht das Empfinden, über den Körper hinauszuwachsen. Man hat das Gefühl, als existiere der physische Körper nicht mehr, und man ist erfüllt und umgeben von unendlicher Glückseligkeit.

Manchmal taucht ein strahlendes Licht auf. Manchmal werden Engel sichtbar und man vernimmt himmlische Musik. Es ist ein unbeschreiblich wohltuendes Gefühl. Wir fühlen uns mit allem eins und empfinden für alles Liebe.

Bisweilen entstehen Konzepte in unserem Gehirn oder Lösungen für Probleme, die wir vollkommen verstehen, was in allen kreativen Bereichen oder in der Richtung unseres Lebens zu einem Durchbruch führen kann.

Mit Übung vermag jeder Mensch Zugang zu diesem inneren Licht und der Glückseligkeit zu finden. Man denke an die *Windows* unseres Computers. Es mögen ein halbes Dutzend geöffnet sein, aber nur eines ist sichtbar. Man muss es verkleinern, um die anderen zu sehen. Verkleinert man es, bleibt es erhalten, aber man sieht noch einiges mehr. Wenn du die *Windows* weiter verkleinerst und sie schließt, kehrst du zum eigentlichen Kern zurück, zum Anfang. Er war immer da, die anderen Bilder verhüllten ihn nur.

Alle unsere Chakras drängeln sich um eine Position in unserem Bewusstsein. „Denke mich, denke mich", rufen sie. Das Sexual-Chakra füttert uns ständig mit sexuellen Gedanken. Das Wurzel-Chakra spricht: „Denke Sicherheit", das Kehlkopf-Chakra: „Denke Einzelheiten" und der Solarplexus argumentiert eifrig mit Leuten und möchte genährt werden. Sie gleichen alle lebendigen Computerbildern.

Unser Bewusstsein lässt sich mit dem vergleichen, was unterhalb der *Windows* liegt, und unsere Chakras mit den Fenstern, die wir in die Welt öffnen. Wird alles still und die Stimmen der *Windows* verstummen, offenbart sich, was schon immer da war, Glückseligkeit, Ruhe, tiefer Friede, Glück und Liebe. War es dir zuvor verschlossen, hast du am falschen Ort geschaut. Du solltest tief in dein eigenes Inneres blicken.

Es ist hilfreich, wenn man von einem guten Lehrer, der das Scheitel-Chakra anregt, bei der Entdeckung des Selbst unterstützt wird. Aber es reicht aus, wenn man genügend übt.

Kosmisches Bewusstsein

Das Scheitel-Chakra bildet das Zentrum kosmischen Bewusstseins, des Wissens durch unmittelbare Wahrnehmung. Diese Art des Wissens liegt jenseits aller Logik, die nur zu erklären weiß: „Wenn so, dann so." Diese lineare Denkweise entspricht dem Computerhirn.

Das Bewusstsein des Scheitel-Chakras transzendiert, was wir gewöhnlich als Verstand bezeichnen. Unsere Erziehung ignoriert diesen Bereich völlig. Die Entwicklung des Scheitelzentrums ermöglicht es uns, die Situation sofort zu überblicken. Die logische oder niedere mentale Fähigkeit dient nur als Werkzeug, die vom Scheitel-Chakra erkannte Information oder Lösung anzuwenden und zu verwirklichen.

Erfindungen tauchen auf, weil Menschen die universelle Intelligenz anzapfen, in der jede Idee bereits existiert. Sie schwingen nur in Einklang mit ihr und tauchen plötzlich in ihrem Kopf auf. Auffällig ist die Tatsache, dass eine neue Idee zur gegebenen Zeit in verschiedenen Teilen der Welt in vielen Köpfen gleichzeitig auftaucht, und die Frage, wer zuerst eine bestimmte Idee oder Erfindung aufbrachte, führt oft zu Streitigkeiten.

Erfindungen entspringen nicht der Logik, da die Logik einen bereits bekannten Rahmen benötigt. Sie entstammen der göttlichen Leere, dem Reservoir der Weisheit und des Wissens, und unser Scheitel-Chakra nimmt sie nur auf. Die Erfindung zu überprüfen und sicherzustellen, dass sie funktioniert, sind Bereiche, die der Unterstützung des Ajna- und des Kehlkopf-Chakras bedürfen.

Neue Konzepte gelangen in unser Bewusstsein auf demselben Wege wie Erfindungen, nämlich über das Scheitel-Chakra. Manchmal werden wir uns „neuer Konzepte" bewusst, die vollkommen klar sind (obgleich sie nicht wirklich neu sind, sondern das menschliche Bewusstsein sie nur als solche empfindet). Mitunter kann es Monate oder Jahre dauern, bis man erarbeitet hat, wie man die „neuen" Konzepte der Allgemeinheit erklärt, weil es sie auf diesem Planeten noch nicht gab. Um die Idee an andere weiterzugeben, muss sie durch alle Chakras abwärts steigen und im Wurzel-Chakra geerdet werden, um erneut zum Kehlkopf-Chakra emporzusteigen, damit wir sie in kreativer Weise der Welt mitteilen können. Sie muss verstanden und in Teilstücke aufgebrochen werden (was das Ajna-Chakra überwacht und das Kehlkopf-Chakra ausführt), damit das Kehlkopfzentrum die Details versteht.

Die Herrlichkeit des Scheitel-Chakras

Wenn das Scheitel-Chakra sehr groß und stark wird, gleicht es einer goldenen Krone. In früheren Zeiten pflegten Monarchen, Hohepriester und Kardinäle als Zeichen eines entwickelten Scheitel-Chakras goldene Kronen oder Mitren auf ihrem Haupt zu tragen. Sie beriefen sich auf das „Wir" (das königliche „Wir"), da sie über ihr weit entwickeltes Scheitel-Chakra mit ihrem höheren Selbst, geistigen Lehrern und Engelführern verbunden waren. Diese Herrscher waren buchstäblich göttlich inspiriert. Ihr Bewusstsein überstieg das des Durchschnittsmenschen bei weitem. Man verehrte sie als Götter, da ihre Fähigkeiten und Einsichten weit jenseits des Üblichen lagen.

Die goldene Krone auf ihrem Haupt versinnbildlichte für jene, die nicht die innere Schau besaßen, dass diese Person ein goldenes Scheitel-Chakra besaß. Das von diesen Wesen festgelegte Gesetz galt als göttlich inspiriert und war aus diesem Grunde würdig, erfüllt und befolgt zu werden. Die Tradition der Priesterkönige gab es bei jenen Völkern, die ihre Herrscher als Götter verehrten.

Inwieweit unsere heutigen Monarchen und Kardinäle wirklich goldene Kronen tragen sollten, bleibt der Überlegung des Lesers überlassen.

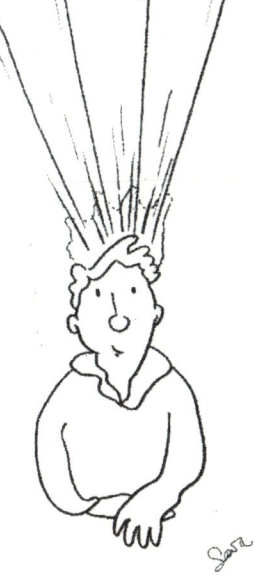

201

Mythologie und Urenergien

Jede Kultur besitzt ihre eigene Mythologie hinsichtlich jener Dinge, die ihr grundsätzlich wichtig erscheinen. Solche Mythen befassen sich meistens mit der Schöpfungsgeschichte, Berichten über Götter und Göttinnen, Wunder und Erzählungen von Heldentaten und tapferen Herzen. Außerdem gibt es Archetypen, durch die wir uns mit den unterschiedlichen Aspekten unserer menschlichen Natur identifizieren. (In ihrem Buch *Sacred Contracts* schreibt Carolyn Myss ausführlich und anschaulich über Archetypen. C. G. Jung und Joseph Campbell sind ebenfalls Autoritäten auf dem Gebiet der Archetypen und Mythen.)

Das Scheitel-Chakra ermöglicht den Zugang zur inneren Bedeutung der Mythologie, die Kindergeschichten zu gleichen scheinen, wenn unser Bewusstsein nicht durch das Scheitel-Chakra erleuchtet wurde.

Das Märchen von Dornröschen bietet ein wunderbares Beispiel. Die schlafende Frau ist eine Metapher für das schlafende Kundalini-Feuer, das an der Wirbelsäulenbasis schlummert und in verschiedenen Überlieferungen als *Shakti* oder feminine göttliche Energie bezeichnet wird. Der Prinz (maskuline Energie, *Shiva* oder der heilige Geist) „küsst sie" (berührt *Shakti*), und sie erwacht zu vollem Leben. Dieses Erwachen bezieht sich auf die Erweckung aller Chakras, die eintritt, sobald *Shakti* und *Shiva* eins werden und die Kundalini die Wirbelsäule entlang zum Scheitel-Chakra emporsteigt.

Wegen der Gefahr, die mit der Erweckung der Kundalini verbunden ist, raten wir davon ab, die Kundalini anzuregen, ohne dass ein jahrelanger Läuterungsprozess vorangegangen ist. Außerdem sollte dies unter Anleitung eines geschulten spirituellen Lehrers geschehen, der die Kundalini zu beherrschen versteht. Es gibt davon aber nur sehr wenige. Eine frühzeitige Aktivierung der Kundalini bringt höchst unangenehme Folgen mit sich.

SCHEITEL-CHAKRA-ÜBUNGEN

Meditation

Die Meditation wird das Scheitel-Chakra entfalten. Was versteht man unter Meditation?

Es gibt ein breites Spektrum an Meditationstechniken, von einfachen Entspannungsübungen bis zu komplizierten Atemübungen. Mit Hilfe der Meditation können wir uns reinigen, unseren Energiekörper vergrößern, uns auf gewisse Bereiche des Energiekörpers konzentrieren, unsere Zukunft gestalten und unsere Vergangenheit bereinigen. Es gibt unendlich viele Möglichkeiten.

Zwei Meditationsformen tragen zur raschen Entwicklung des Scheitel-Chakras bei, die *Twin Hearts Meditation* von Meister Choa Kok Sui und die Erzengel-Meditation, die von mir und Geoffrey Russell entwickelt wurde. Jeder Prana-Heiler wird die *Twin Heart Meditation* vermitteln können. Die Erzengel-Meditation findet man unter *www.kimfraser.com*. Ich habe beobachtet, wie Leute innerhalb weniger Monate aufgeblüht sind, wenn sie diese Meditationen regelmäßig durchführten. Einige verwendeten sie abwechselnd.

Gebet

Diejenigen, die regelmäßig beten, bauen unbewusst eine starke Verbindung zu ihrer Seele und den inneren göttlichen Welten auf. Bei jedem Gebet wird das Scheitel-Chakra angeregt. Im Laufe vieler Leben wird die Person ein weit geöffnetes Scheitel-Chakra entwickeln und die Fähigkeit erlangen, den Zustand der Glückseligkeit zu erreichen.

Heilsamer Ärger

Wenn wir wirklich ärgerlich werden, vergrößert sich der Solarplexus augenblicklich, und das Scheitel-Chakra schließt sich eng zusammen. Dadurch fühlen wir uns noch schlechter, aber es werden grenzenlose Mengen geistiger Kraft daran gehindert, durch unser Scheitel-Chakra einzuströmen und den Streit zu schüren. Im Grunde genommen handelt es sich um eine in unseren Energiekörper eingebaute Sicherheitsvorkehrung.

Um sich rasch von den Auswirkungen eines solchen Wutanfalls zu erholen, stelle man das Gleichgewicht der Chakras wieder her oder meditiere. Dadurch gewinnt man eine andere Perspektive im Hinblick auf die Situation.

Neigt jemand zu häufigen Wutausbrüchen, bläht sich der Solarplexus dieser Person auf, als werde Eisen hineingepumpt. Die Energiezentren geraten aus dem Gleichgewicht. Die aufgestaute Energie auszuräumen und die anderen Energiezentren aufzubauen, so dass sie ebenso groß oder noch größer als der Solarplexus werden, hilft dabei. Die Person wird sich glücklicher, ruhiger und weniger egozentrisch fühlen. Sie wird sich auf ein reicheres Leben einschwingen, in dem die Menschen sich gegenseitig lieben und respektieren sowie gelassen und heiter leben.

SCHEITEL-CHAKRA-AFFIRMATIONEN

Ich bin eins mit Gott.
Ich bin eins mit meinem höheren Selbst.
Ich und mein höheres Selbst sind eins.
Ich bin eins mit der Glückseligkeit, ich bin eins mit dem All.

Kapitel 17

NEBEN-CHAKRAS

Der Körper besitzt zahllose Neben-Chakras. In jedem Organ und in jedem Gelenk sitzt ein Energiezentrum. Will man sich als Spezialist für Körperheilung betätigen, sollte man sich nicht nur mit den Haupt-Chakras befassen, sondern auf jeden Fall Kenntnisse in der Wirkungsweise dieser Nebenzentren erwerben.

Ich persönlich beschäftige mich mehr mit der psychologischen und geistigen Heilung, der Konfliktlösung und dem Bewusstseinswandel eines Menschen. Im Laufe der *Heilige Alchemie*-Behandlung treten zusätzlich oft erstaunliche physische Heilungen auf, und die Patienten haben sich rasch von Krankeiten wie Lupus, Herzerkrankungen, hohem Blutdruck, Arthritis, Verbrennungen, Krebs, Tumoren und Zysten erholt. Solche Remissionen und Gesundungen geschehen, weil es sich bei den körperlichen Beschwerden um die Folgen ungelöster Ängste handelt, die tief in den Chakras sitzen. Sobald wir die Ängste freisetzten und die um sie herum aufgebauten Blockaden auflösten, nahmen die Energiezentren ihre entsprechende Tätigkeit erneut auf. Sie sind in der Lage, den Körper wieder mit Energie zu versorgen, so dass er heilen kann.

Ich werde nicht auf alle Neben-Chakras eingehen, sondern nur auf diejenigen, die bei der *Heilige Alchemie*-Heilung eine besondere Bedeutung zu besitzen scheinen.

HÄNDE

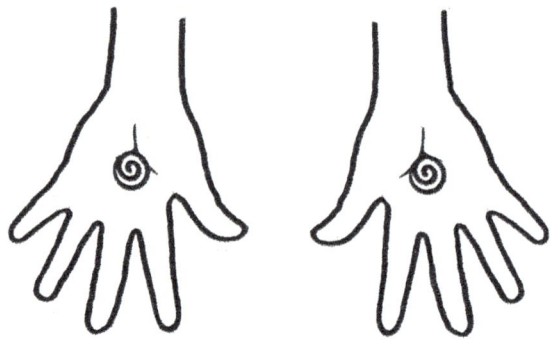

Im Laufe unseres täglichen Lebens benutzen wir unsere Hände sehr oft, indem wir Dinge und Menschen berühren. Da die ätherische Hygiene keine Selbstverständlichkeit zu sein scheint, nehmen wir aus unserem Umfeld und von anderen Leuten schmutzige Energie oder ätherische Verunreinigungen auf. Heiler, Masseure, Friseure, Krankenschwestern und andere im Gesundheitswesen tätige Personen sollten regelmäßig ihre Hände waschen, um sich von den Anhaftungen anderer Leute zu befreien und nicht launisch und wirr zu werden. Nach jedem Patienten die Hände mit Salzwasser zu waschen oder Alkohol abzureiben, hilft ungemein. Man kann die Hände auch mit Hilfe der Schwingtechnik reinigen.

STIRN-CHAKRA

Dieses kleine Energiezentrum liegt zwischen den Augenbrauen und dem Haaransatz, in der Stirnmitte. Gewöhnlich ist es etwa halb so groß wie die übrigen Chakras. Seiner Entwicklung entsprechend, können über dieses Zentrum feinstoffliche Wesen, wie Engel, Elfen, geistige Lehrer und Meister, wahrgenommen werden.

Während die Mehrzahl der Menschen ein sehr kleines Stirn-Chakra besitzt, gibt es Personen mit einem ausgedehnten Stirn-Chakra, die in früheren Leben Hellsichtigkeit entwickelt haben und denen es leicht fällt, diese Fähigkeit in ihrem jetzigen Dasein neu zu beleben.

Wenn wir von einem sehr großen Stirn-Chakra sprechen, dann im Vergleich zum Ajna-Chakra. Diese Menschen besitzen die natürliche Hardware, über die die Hellsichtigkeit ohne weiteres erneut entdeckt werden kann.

Die Hellsichtigkeit beruht zum Teil auf der Entwicklung des Stirn-Zentrums und der übrigen oberen Chakras. Alles andere hängt von der subtilen Sinneswahrnehmung ab, die den meisten Menschen aufgrund mangelnder Beobachtung in der Stille fehlt.

Diese Stille entwickelt sich durch die Meditation. Sie gleicht der ruhigen, wie Glas schimmernden Meeresoberfläche, in der sich die Dinge widerspiegeln. In einem aufgewühlten Meer sieht man nichts als Wellen.

Das Stirn-Chakra erfüllt eine wichtige Funktion, da es den stärksten Einfluss auf unser Nervensystem ausübt. Außerdem versorgt es die Zirbeldrüse mit Energie. Klagt ein Patient über Nervenbeschwerden oder Multiple Sklerose, sollte man vor allem dieses Zentrum in Betracht ziehen.

Paralyse und Epilepsie können ebenfalls über dieses Chakra behandelt werden. George Dangel, ein bedeutender australischer Heiler, lebt in Brisbane. Als ich bei ihm lernte, behandelte er gerade einen jungen Mann namens Michael, der seit sechs Jahren unter doppelseitiger Lähmung litt. Sechs Wochen nach seiner Hochzeit war er vom Motorrad gestürzt. Seine Arme und sein Brustkorb waren kraftvoll, aber sein übriger Körper war völlig taub und die Muskulatur vollkommen erschlafft. Seine Beine glichen Stöcken.

Die Röntgenaufnahmen zeigten deutlich den Genickbruch und das durchtrennte Rückenmark. Nach sechs Wochen regelmäßiger Behandlung schaffte es George, in Michaels Körper eine Empfindung hervorzurufen. Allmählich kehrte das Gefühl zurück, zuerst im Unterbauch, dann in den Fortpflanzungsorganen und schließlich in den Beinen. Als ich Michael zum letzten Mal sah, begann er, seine Zehen zu spüren. Weitere Röntgenaufnahmen bewiesen, dass sich die Knochen wieder ausgerichtet und das Rückenmark verbunden hatte. George hatte ein Wunder vollbracht. Michael befindet sich jetzt in intensiver Therapie und hat den weiten Weg begonnen, erneut laufen zu lernen, indem er seine Muskulatur und das Gehirnbewusstsein für das Laufen entwickelt, das durch die Schwere der Verletzung ausgelöscht worden war.

George hatte die direkte Bruchstelle behandelt, um das Nervengewebe zu regenerieren, und gleichzeitig das Stirn-Chakra, um die Paralyse zu überwinden.

PERINEUM

Das Perineum-Chakra liegt zwischen dem After und den Fortpflanzungsorganen. Es zieht sich zusammen, wenn wir die Muskeln zusammenpressen, um den Urinfluss zu unterbrechen. Da wir uns auf zahlreichen Sitzen niederlassen, in Bussen, auf Fähren, öffentlichen Toiletten und so fort, kommt dieses Chakra mit der Energie vieler anderer Menschen in Kontakt, da die Energie auf der Oberfläche hängenbleibt, nachdem die Leute gegangen sind. Wir sitzen dann auf ihrer Energie, die teilweise in unserem Perineum-Chakra landet.

Verstopft dieses Zentrum, kann das Prana nicht mehr ungehindert aus der Erde in den Körper und vom Wurzel-Chakra in die Beine strömen. Beschwerden in den Beinen lassen sich in vielen Fällen auf ein blockiertes Perineum-Chakra zurückführen. Die Reinigung dieses Energiezentrums belebt das Wurzel-Chakra. Die Beine werden mit Energie versorgt und weitgehend beschwerdefrei.

Neben-Chakras

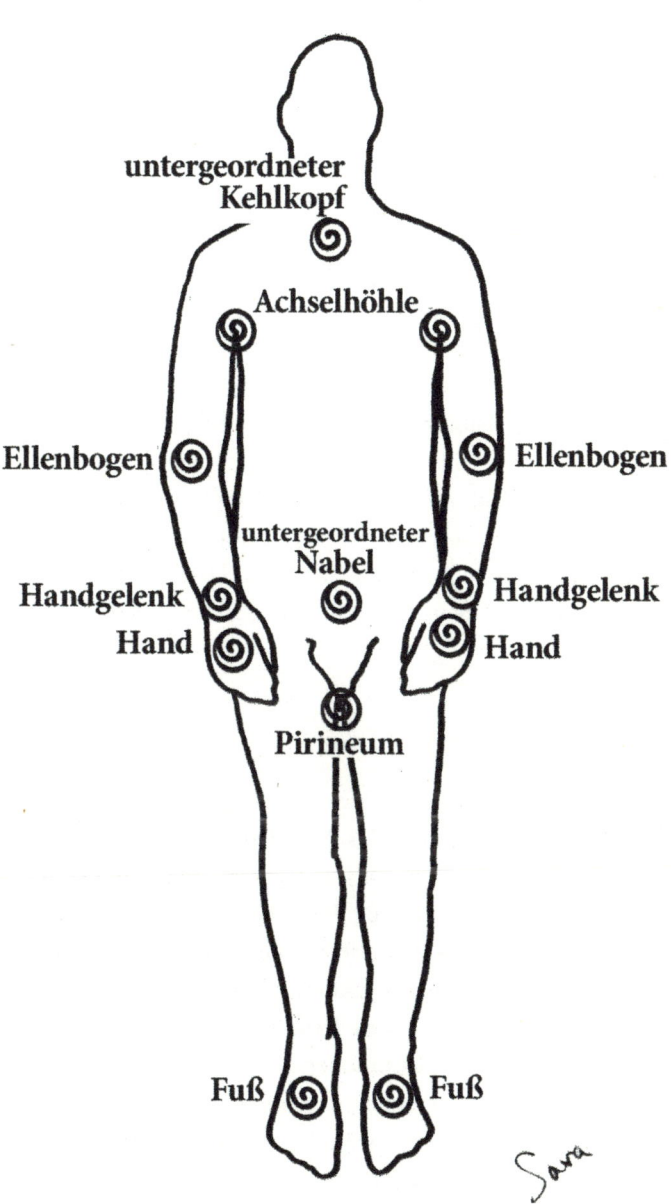

untergeordneter Kehlkopf

Achselhöhle

Ellenbogen

Ellenbogen

untergeordneter Nabel

Handgelenk

Handgelenk

Hand

Hand

Pirineum

Fuß

Fuß

FÜSSE

Die Energiezentren der Füße dienen der Erdung und Stabilisierung unseres Lebens. Nach meiner Erfahrung sitzen die Füße von Menschen, die unter Arthritis leiden, voller schmutziger Energie. Räumt man diese aus und taucht die Füße in ein Salz/Kaffee-Bad, verringern sich die Schmerzen nachhaltig.

Manchmal nehme ich hellseherisch wahr, dass die Füße mancher Menschen in Zementschuhen oder anderen schweren Gewichten stecken. Diese Leute möchten in ihrem Leben gerne vorwärts kommen, sind aber nicht dazu in der Lage. Oft löst sich die Situation, wenn sie im Laufe einer Heilsitzung das schwere Schuhwerk von den Füßen streifen.

Um die Fuß-Chakras zu kräftigen, stelle man sich vor, es gingen Wurzeln von ihnen aus, die sich tief in die Erde senken und die schmutzige Energie in den Boden ableiten. Danke den unsichtbaren Helfern, die dafür sorgen, diesen Schmutz zu beseitigen.

MILZ

Vom Sonnenlicht ausgehend, dringt das Prana über die Milz in den Körper. Anschließend führt das Milz-Chakra die Schwingung der einzelnen Sonnenfarben dem entsprechenden Energiezentrum zu. Auf diese Weise werden die einzelnen Zentren mit einer anderen Farbkombination durchflutet, was ihnen ihre unterschiedlichen Eigenschaften verleiht und ihre einzelnen Funktionen unterstützt. In *Die Chakras* von C.W. Leadbeater und *Prana Heilung* von Meister Choa Kok Sui finden sich wunderbare Illustrationen der Chakras und ihrer Farben.

Aus körperlicher Sicht gesehen, versorgt das Milz-Chakra die Milz. Erfreut sich dieses Zentrum keiner guten Gesundheit, sacken das Wohlbefinden und die Vitalität der betreffenden Person gewaltig ab, was zur allgemeinen Schwäche und Depression führen kann. Es handelt sich um ein kleines, sehr zartes Chakra, weshalb es vorsichtig und sanft behandelt werden muss. Wird zu viel Energie durch das Milz-Chakra gepumpt, kann die betreffende Person in Ohnmacht fallen. Am besten reinigt man es nur, damit es seine Funktionsfähigkeit wiedererlangt.

ACHSELHÖHLEN

Menschen mit Beschwerden in den Armen sollten ihre Achselhöhlen-Chakras säubern. Die dort ansässigen Lymphknoten sammeln eine Menge schmutziger Energie an, was die Meridiane, die die Arme entlang laufen, daran hindert, die vom Arm benötigte Energiemenge weiterzuleiten.

Mit der Reinigung der Achselhöhlen säubern wir gleichzeitig das Lymphsystem. Einem trägen Lymphsystem und Flüssigkeitsansammlungen kann begegnet werden, indem man diese kleinen Energiezentren reinigt. Bei Flüssigkeitsansammlungen trinke man mehr Wasser und nehme weniger Salz zu sich.

SCHLÄFEN

Sobald wir uns mit fortgeschrittenen spirituellen Übungen befassen, treten die Schläfen-Chakras in Aktion. Ebenso wie der Hinterkopf, die Stirn und die Chakras der Zunge und des Gaumens, gehören sie zu den Toren zu einer erweiterten Bewusstheit.

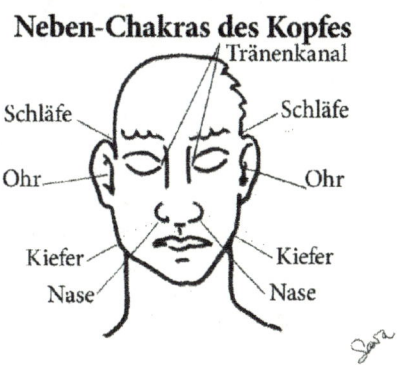

Neben-Chakras des Kopfes

Kapitel 18

Chakras wahrnehmen

Die Chakras lassen sich in gewisser Weise eher wahrnehmen als die Aura, da der Energieschwung der Zentren stärker auffällt.

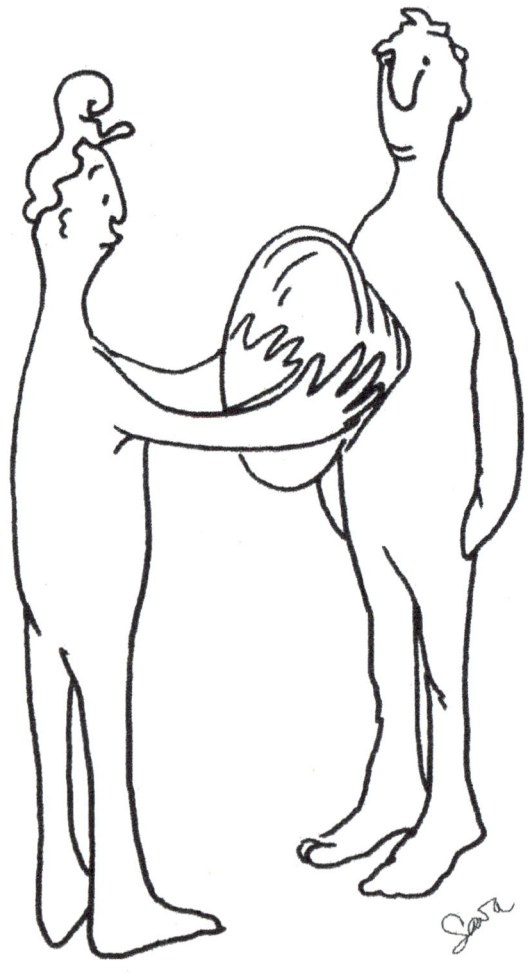

Will man ihre Größe und Kraft feststellen, halte man es zwischen den Händen und bewege sie in pulsierender Bewegung sanft vor und zurück, bis man Wärme, Druck, Kribbeln oder ein Kraftfeld spürt. Man achte auf die Entfernung zwischen den Händen. Sie entspricht dem Durchmesser des Chakras. Je kleiner er ausfällt, desto weniger Kraft wird das Zentrum besitzen. Je größer der Durchmesser, desto kraftvoller das Chakra.

Möchtest du die jeweilige Energiemenge feststellen, halte deine Hand im Abstand von etwa drei Metern vom Körper der Person entfernt, um die Energie wahrzunehmen.

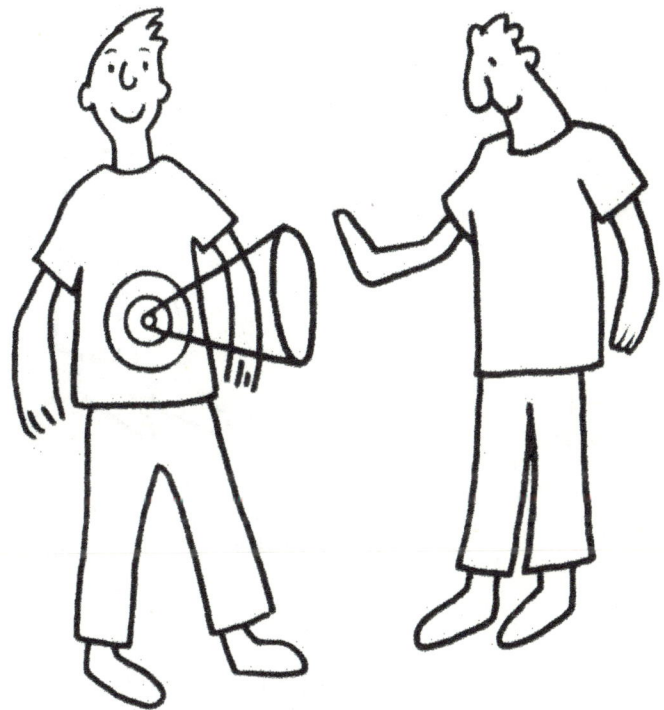

Länge messen

Fühlt es sich an, als werde die Hand eingesogen, besitzt das Chakra keine Energie mehr. Wird die Hand sozusagen zurückgestoßen, quillt es wahrscheinlich vor Energie über. Fühlt es sich unangenehm an, als greife die Hand in eine schmutzige, eklige oder stachelige Substanz, bedeutet dies, dass das Chakra voller Müll steckt und unbedingt gereinigt werden muss. Ist dies geschehen, wird es automatisch mehr Energie besitzen, da das Ein- und Aussaugen nach Entfernung der Blockaden ganz natürlich weitergeht.

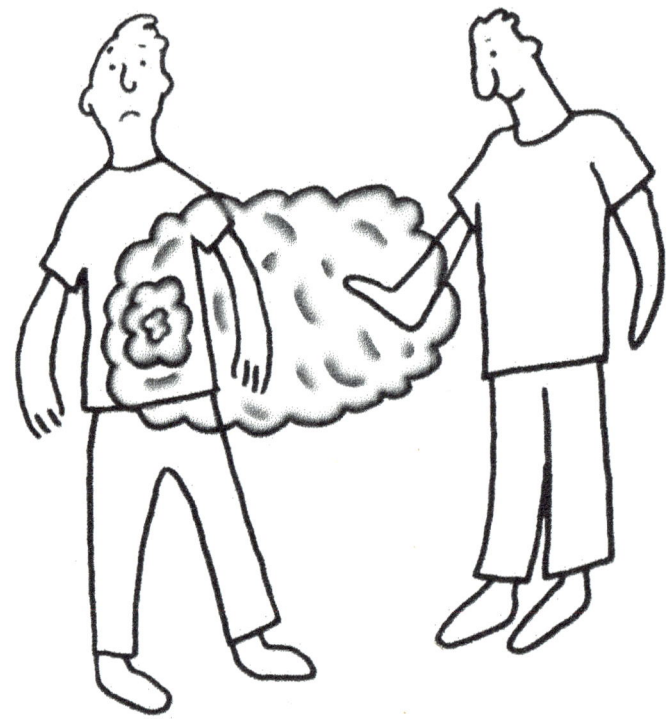

Chakra voll von Müll

PERSÖNLICHES CHAKRA-PROFIL

Benutze die nachstehende Liste, um die momentane relative Größe deiner Chakras festzustellen. Gleichgültig, ob du entzückt oder enttäuscht sein wirst, denke daran, dass es erst der Beginn ist. Mit Hilfe der in diesem Buch angegebenen Übungen wirst du deine Chakras und diejenigen Lebensbereiche entwickeln können, die der Unterstützung bedürfen.

Übe einfach. Manche Leute wenden die Techniken gerne bei anderen an, einige hingegen üben an sich selbst. Beides ist in Ordnung. Die Hauptsache ist, du übst, bis du etwas fühlst. Das Empfinden mag am Anfang ganz schwach, aber dennoch wirklich sein. Vielleicht spürst du Wärme, ein Kribbeln, eine Art Druck, Kälte, Leere oder als bewege sich deine Hand durch ganz feines Talkumpuder. In unseren Kursen helfen wir den Leuten, ihr Feingefühl zu stärken, was durch den unmittelbaren Kontakt geschehen muss, nicht über ein Buch.

Die folgende Zeichnung gibt die Lage der einzelnen Chakras wieder. Denke daran, dass das Meng Mein halb so groß ist wie die übrigen Chakras.

Chakras - Seitenansicht

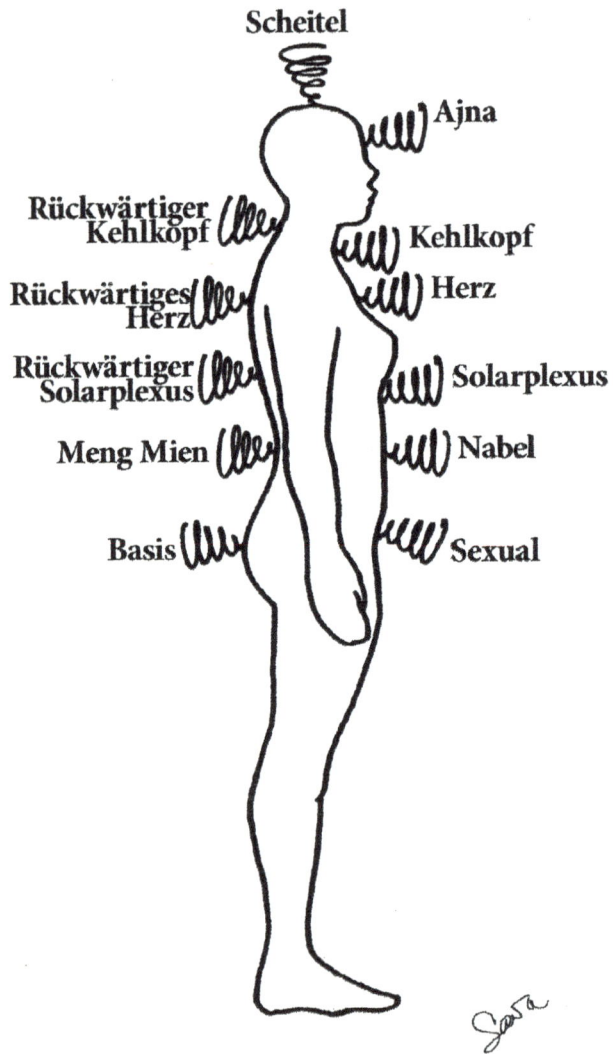

Scheitel

Ajna

Rückwärtiger Kehlkopf

Kehlkopf

Rückwärtiges Herz

Herz

Rückwärtiger Solarplexus

Solarplexus

Meng Mien

Nabel

Basis

Sexual

Chakra	Durchmesser	Länge
Scheitel-Chakra		
Stirn-Chakra		
Ajna-Chakra		
Kehlkopf-Chakra		
Herz-Chakra		
Solarplexus-Chakra		
Nabel-Chakra		
Sexual-Chakra		
Wurzel-Chakra		
Meng Mein-Chakra		

Kapitel 19

Chakra-Dynamik

Die Chakras speichern Informationen und Energie. Ihre Größe, relative Stärke und Reinheit färben unsere Vorstellung von der Welt. Verändern wir die Konfiguration unserer Chakras, ändert sich unser Weltbild, weil wir uns verändern. Eine Bewusstseinsentfaltung stellt sich mühelos ein. Wohlbefinden, ein umfangreicheres Verständnis für unsere wahre Natur und eine genaue Wahrnehmung sind einige der Gaben, die sich einstellen, wenn wir die Konfiguration unserer Chakras verändern.

KONFLIKT UND DIE CHAKRAS

Wir alle sind in Konflikte verwickelt. Die wenigsten Menschen verstehen, richtig mit ihnen umzugehen. Für die meisten kann sich der Ablauf schmerzlicher gestalten als die ursprüngliche Angelegenheit selbst.

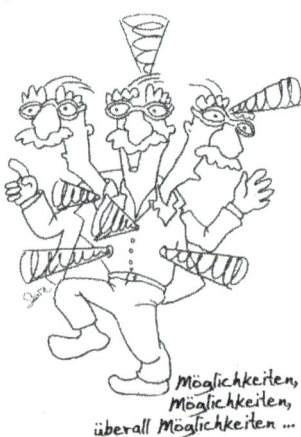

Möglichkeiten,
Möglichkeiten,
überall Möglichkeiten ...

Solarplexus

Aus Sicht des Solarplexus hast du dich mir gegenüber falsch verhalten, und ich bin ärgerlich. Ich werde es dir heimzahlen. Ich werde dich hintergehen oder, wenn die Grenze überschritten ist, dich sogar schlagen. Aus der Perspektive des Solarplexus verdienst du es, denn du hast angefangen. Der Spielfilm *Der Rosenkrieg* bietet ein wunderbares Beispiel für einen Streit, der in dieses „Wie du mir, so ich dir" Verhalten ausartet, was gewöhnlich ein böses Ende nimmt.

Wenn ich den Streit unbewusst in dieses Chakra aufnehme, mag ich unter Diabetes, Leberbeschwerden, Magenerkrankungen oder anderen dem Solarplexus-Chakra zugeordneten Problemen leiden.

Meng Mein

Werden Druck, Stress, Groll oder anhaltender Ärger häufig verinnerlicht, gehen sie auf das Meng Mein-Chakra über, was zu Nierenproblemen oder hohem Blutdruck oder häufiger Erschöpfung führen kann.

Herz

In meinem Herz-Chakra lasten Kummer und Traurigkeit. Trägt es Streitigkeiten zu lange mit sich herum, wird es krank. Ist es entwickelt, werde ich der Person, mit der ich im Streit liege, vergeben und dabei mich selbst und alle meine Chakras, einschließlich des Solarplexus, von der Konfliktenergie, die auf mir lastet, befreien. Mein Herz wird sich wandeln und die negative Energie der Situation, ungeachtet wie stark sie ist, zerstreuen und mich befreien.

Ich empfinde mit allen Beteiligten, auch mit dir. Ich werde sogar Liebe für dich empfinden. Ich wünsche das Beste für jede Person. Mein Herz wird offen sein, in gesunder Weise zu geben und zu empfangen, um die Situation zum Wohle aller zu beruhigen. Wenn ich genau hinschaue, gibt es immer einen Weg, mit jedem umzugehen. Wenn ich mich nur auf mein Herz-Chakra verlasse, mag ich nicht gleich einen Weg finden, aber der Freund meines Herzens, mein Scheitel-Chakra, kann es.

Kehlkopf

Mein Kehlkopf-Chakra speichert alle Einzelheiten dessen, was falsch gelaufen ist, und spricht mit jedem darüber, der zuhört, um Sympathie und Unterstützung zu finden. In solchen Zeiten steckt es mit dem Solarplexus unter einer Decke und spricht aus einer „Ich Armer"-Perspektive. Oder aber es leidet still vor sich hin und verschluckt die Wut, die es zum Ausdruck bringen möchte. Außerdem gibt es eine Menge Kehlkopferkrankungen, von denen ich mir unbewusst eine aussuche, so dass sich meine Wut in meinem physischen Körper äußert, anstatt in Worten.

Wenn sich mein Kehlkopf-Chakra entwickelt, wächst und seine Schwingung beschleunigt, wird es stärker auf mein Herz hören, vorausgesetzt dieses ist groß genug, damit seine Stimme die Stimme des lärmenden Solarplexus übertönt. Anstatt die Einzelheiten des Schmerzes zu speichern, wird mein Kehlkopf-Chakra Einzelheiten sammeln und speichern, die sich mit den Möglichkeiten befassen, die Angelegenheit zu bereinigen, und sie meinem Ajna-Chakra mitteilen. Es wird mit anderen ausschließlich über Lösungen sprechen und dem Problem keinen unnötigen Nachdruck verleihen und mit jedem darüber reden. Mein Verstand wird sich auf die Beilegung des Streites konzentrieren, anstatt ihn zu schüren.

Ajna

Mein Ajna-Chakra bemerkt den Ärger meines Solarplexus und erkennt, dass sich in meinem physischen Leben etwas ändern muss. Ein hoch entwickeltes Ajna-Chakra ist sich natürlich mehr bewusst als nur meines physischen Lebens. Mein Scheitel-Chakra wird ihm von meiner fernen Vergangenheit und der Energie der Situation berichtet haben. Selbst bevor mein Ajna- und mein Scheitel-Chakra diesen Entwicklungsgrad erreicht haben, ist das Ajna-Zentrum in der Lage, sich völlig emotionslos einen Überblick über die physische Situation zu verschaffen. Es wird einen Plan entwerfen und eine Entscheidung treffen, ihn umzusetzen. Spricht es mit lauter Stimme, werden sich die übrigen Chakras danach richten, es sei denn, der Solarplexus ist wirklich groß. Dann bleibt nur abzuwarten, bis er sich beruhigt hat.

Beherrscht die laute Stimme des Solarplexus die anderen Energiezentren, wird das Ajna-Chakra möglicherweise überwältigt und übt Verrat, was Dunkelheit mit sich bringt. Den Solarplexus stört dies nicht. Falls die Stimme meines Herzens sehr stark ertönt, wird Ajna sie hören, die Situation von beiden Seiten betrachten und versuchen, eine allgemein faire Lösung zu finden. Es wird die Liebe mit einbauen wollen. Dann kann ich einen Plan entwickeln, vorwärts zu schreiten und den Konflikt beizulegen.

Gelingt es Ajna nicht, eine Lösung zu finden, wendet es sich an das Scheitel-Chakra, um inspiriert zu werden. Wenn der Solarplexus nicht zu halten ist und Herr im Hause sein will, wird das Scheitel-Chakra schweigen. Wird der Solarplexus vom Herzen und von Ajna beherrscht, liefert mein Scheitel-Zentrum wirkungsvolle, hervorragende und göttlich inspirierte Strategien, die jedermann zugute kommen.

Scheitel

Ein ausreichend entwickeltes Scheitel-Chakra wirkt inspirierend. Dazu bedarf es der Geduld und des Vertrauens, denn die perfekte Lösung ruht bereits im Geist Gottes/der Göttin, aber es mag eine Weile dauern, bis sie irdischer Natur wird. Trägt man das Problem vor Gott, werde ich seine Lösung erhalten. Baue einen „EFGZT-Kasten", einen „Etwas-Für-Gott-Zu-Tun-Kasten". Lege all das hinein, das selbst mit Hilfe aller Chakas nicht bewältigt werden kann. Meditiere, bete und nimm die Sache nicht selbst in Angriff, sondern stelle dir nur vor, dass sie geregelt wird. Die Lösung wird früher oder später in mein Scheitel-Chakra sickern. Mein menschliches Bewusstsein wäre niemals auf einen solchen Gedanken gekommen.

Die Inspiration entfaltet sich über das Scheitel-Chakra. Ajna nimmt das Gesamtbild auf und versteht es im Gehirnbewusstsein. Der Kehlkopf versteht, in welcher Reihenfolge Einzelheiten beachtet werden müssen. Das Herz fühlt Licht und strahlt Glück aus. Anstatt verärgert und gereizt zu sein, fühlt sich der Solarplexus stark und mutig.

Die Frage stellt sich: „Und was geschieht mit den unteren Chakras?" Sie nehmen an dem Disput teil, falls sich ihr besonderes Merkmal einmischt, was oft der Fall ist.

Nabel-Chakra

Falls der Disput in meinen persönlichen Machtbereich eingreift, unterstützt das Nabel-Chakra meinen Solarplexus oder mein Herz, je nachdem welches Zentrum größer ist.

Absorbiert der Nabel die Konfliktenergie, leitet er diese in den von ihm beherrschten Körperbereich, was zu Bauchschmerzen und Magenproblemen führt.

Sexual-Chakra

Betrifft der Streit die Sexualität, meinen Partner oder bedroht er meine Position als sexueller Partner, wird mein Sexual-Chakra mit einbezogen und fügt dem Disput seine unglaubliche Energie hinzu. Entschließt es sich, die Streitenergie zu absorbieren, anstatt sich mit ihr auseinanderzusetzen, wird die schmutzige Energie in die Fortpflanzungsorgane und in die Blase gedrängt und im Laufe der Jahre, falls dies immer wieder geschieht, in diesen Bereichen Krankheiten hervorrufen.

Streitigkeiten, in denen es um sexuelle Beziehungen geht, sind meistens sehr viel schmutziger und heftiger als in anderen Bereichen. Man muss nur eine Weile beim Familiengericht arbeiten, um dies zu erkennen. Der Grund hierfür liegt in der Intensität der Energie des Sexual-Chakras. Das Ur-Qi befindet sich allein in diesem Energiezentrum, eine Kraft, die es auf Erden nur einmal gibt. Wird sie in einen Streit mit einbezogen, dann Vorsicht! Man kann dann nur hoffen, dass das Herz-Chakra den Solarplexus an Größe übertrifft – oder die Fetzen fliegen.

Wurzel

Geht es bei dem Streit um Geld, die Bedrohung meiner Sicherheit oder meine Familie, dann schaltet sich das Wurzel-Chakra ein. Es wird mich antreiben, sicher zu sein und auf genügend Vermögen zurückgreifen zu können, um mein physisches Leben zu gewährleisten. Es will meine Sicherheit.

Beschließt mein Wurzel-Chakra, die schmutzige Streitenergie zu absorbieren, kann dies zu Rücken- und Geldproblemen und zu Depressionen führen. Ist es gut fundiert, stark und arbeitet mit den übrigen Chakras harmonisch zusammen, dann werde ich den irdischen Teil der Lösung vernünftig und schwungvoll angehen.

POSITIVE ZUSAMMENARBEIT

Ziel ist es, dass alle Chakras entwickelt, aktiv und kraftvoll sind. Wenn jedes einzelne Energiezentrum aus seiner eigenen Perspektive tätig wird, befindet sich die betreffende Person im Gleichgewicht und besitzt genügend Mitgefühl und Achtung vor sich selbst und anderen. Die Dinge werden ganzheitlich betrachtet. Die Kommunikation funktioniert, und Konzepte lassen sich rascher erfassen. Inspiration und Intuition kommen besser zum Zuge. Wir werden kreativ, geistig wach, liebevoll, verdienstvoll, sinnlich, sexy und verantwortungsbewusst sein. Das Geld wird fließen, und wir werden die Fähigkeit besitzen, uns in der physischen Welt selbst zu versorgen.

LIEBEN UND LEBEN

Eine harmonische Ausrichtung der Chakras wirkt sich auf unsere Beziehungen aus. Besitzen wir große, saubere, ausgeglichene Chakras, werden wir Anklang finden bei Menschen mit großen, sauberen, ausgeglichenen Chakras. Nehmen wir an, das Leben sei ein einziger riesiger Spiegel, dann zeigt sich uns unser wirkliches Wesen daran, wie wir die anderen erleben. Bin ich gehässig, werde ich feststellen, dass alle anderen um mich herum gehässig sind. Bin ich großzügig, werden alle anderen in meiner Umgebung großzügig sein.

Wenn unser Partner große, klare, strahlend schöne Chakras besitzt, die von innen heraus funkeln und glitzern, und wir sie betrachten, wird sich das Gleiche in uns vollziehen.

Manchmal glauben wir zu lieben, was aber nicht zutrifft. Wir begehren. In diesem Fall gibt es nur einen einzigen Energiefaden zwischen den beiden Partnern, der ihr Sexual-Chakra miteinander verbindet. Eine solche Beziehung wird nicht stabil und von langer Dauer sein.

Schwingt eine Art Liebe zwischen beiden Partnern, sind ihre Herz-Zentren miteinander verbunden. Besteht zwischen zwei Menschen wirkliche Liebe und sie führen eine gute Beziehung, begegnen sie sich durch Herz und Verstand und über ihr Sexual-Chakra. Eine solche Beziehung ist kostbar, beständig und zufriedenstellend.

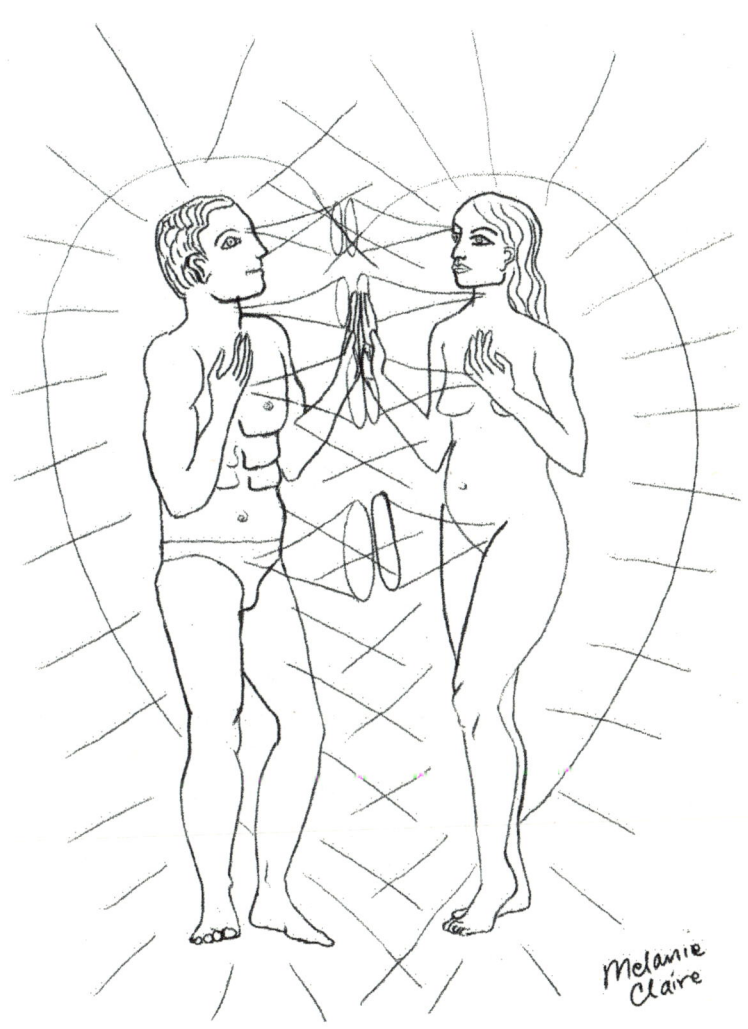

EINE GESELLSCHAFT, IN DER MEHR MITGEFÜHL HERRSCHT

Um eine Gesellschaft zu schaffen, in der es mehr Mitgefühl und Liebe gibt, muss jeder Einzelne mehr Mitgefühl und Liebe entwickeln. Wir sollten alles daransetzen, durch Geben und Vergeben, Dienst am Nächsten und finanzielle Unterstützung der Bedürftigen unser Herz zu entwickeln.

Wenn du einen Weg findest, zu geben und zu vergeben, folge ihm. Dazu benötigt man ein wenig Mut, ein wenig Vertrauen, gesunde Gedanken und Überzeugungen, aber es ist machbar. Eine derartige Erfahrung wird dich bereichern. Jeder kleinste Schritt in diese Richtung bringt die Menschheit dem Goldenen Zeitalter des Friedens, das wir alle ersehnen, ein Stück näher.

ENERGIEHEILUNG FÜR JEDEN

Nachdem wir eine Vorstellung von unserem Energiekörper gewonnen haben, wollen wir uns seiner Reinigung, Kräftigung und Ausbalancierung zuwenden. Es handelt sich um einfache Methoden, die sowohl der Laie als auch der geschulte Heiler einsetzen kann, um das Leben zu bereichern und die Bewusstheit zu schärfen. Unser Körper wird besser funktionieren, unser Geist ruhiger werden und Stress sich ebenso rasch beseitigen lassen, wie er uns befällt.

TEIL III

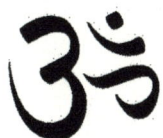

Kapitel 20

Entfache deinen Geist

WAS BEDEUTET HEILUNG?

Unter Heilung versteht man eine Erneuerung durch natürliche Prozesse (wie der Narbenbildung), um die Gesundheit wiederherzustellen. Es gibt zahlreiche Heilmethoden, die zum Teil eines jahrelangen Studiums bedürfen und den Menschen mit ihren Spezialkenntnissen einen großen Dienst erweisen. Die westliche Medizin versteht es hervorragend, die Symptome vieler Krankheiten und Unfälle zu lindern, indem sie die entsprechenden Medikamente einsetzt, gebrochene Knochen richtet oder Operationen durchführt. Wir sollten uns glücklich schätzen, in einer Zeit leben zu dürfen, in der derartige Dinge möglich und relativ sicher sind.

Zwar stellt die westliche Medizin ein Heilsystem zur Verfügung, doch letztendlich muss sich der Körper selbst heilen. Hier findet die Energieheilung als begleitende Therapiemöglichkeit ihren Einsatz. Sie trägt dazu bei, dass der Heilungsprozess beschleunigt wird. Wir können auch direkt mit dem emotionalen oder mentalen Selbst arbeiten.

Die Energieheilung sollte im Zusammenspiel mit der westlichen Medizin angewendet werden. Warum nicht das Beste aus beiden Richtungen wählen?

Die Anwendung der heiligen Alchemie unterstützt die Regulierung unseres Ätherkörpers und löst mit Hilfe göttlicher Energie die Blockaden auf.

WARUM GEISTIGE HEILUNG?

Höchstens ein Drittel meiner Schüler betrachtet sich als Heiler. Die anderen sind einfach nur auf der Suche, wollen ihre Neugier befriedigen oder sich als Mensch entwickeln. Es überrascht sie zu erfahren, dass sie die Fähigkeit besitzen, sich selbst und andere zu heilen. Während sie die Techniken üben, stellen sie begeistert fest, dass sich ihr Bewusstsein erweitert, ihre Energie zunimmt und sie wacher werden.

Es gibt viele gute Gründe, sich mit irgendeiner Form geistigen Heilens zu befassen.

Eigeninteresse: Entwicklung des Ätherkörpers

Wenn wir uns mit einer bestimmten Materie, wie Mathematik oder Philosophie, befassen, die eine Herausforderung an uns stellt, kräftigen wir unsere Mentalmuskulatur. Beim Gewichtheben bauen wir Körpermuskeln auf. Um emotional stark zu werden, müssen wir Situationen durchleben, die uns emotional herausfordern. Die Ausübung irgendeiner geistigen Heilmethode hilft uns, einen starken Ätherkörper zu entwickeln und die Verbindung mit dem Göttlichen zu stärken. Je größer unser Ätherkörper, desto mehr Energie werden wir besitzen, um alles zu unternehmen, was wir möchten.

Der korrekt durchgeführte Heilvorgang vergrößert und stärkt den Ätherkörper. Ich habe Schüler beobachtet, die innerhalb von zwölf Monaten wiederholten Übens und begleitender Meditationen das Ausmaß ihres Energiekörpers verdoppelten.

Karma, Baby!

Wenn wir positive und gütige Handlungen anhäufen, zahlen wir auf unser karmisches Gnadenkonto ein. Ein ansehnliches Guthaben hilft uns über schlechte Zeiten hinweg. Heilen bietet eine wunderbare Möglichkeit, positives Karma zu schaffen und ein stabiles Gnadenkonto zu sichern, so dass wir unser Leben gelassen und heiter leben können.

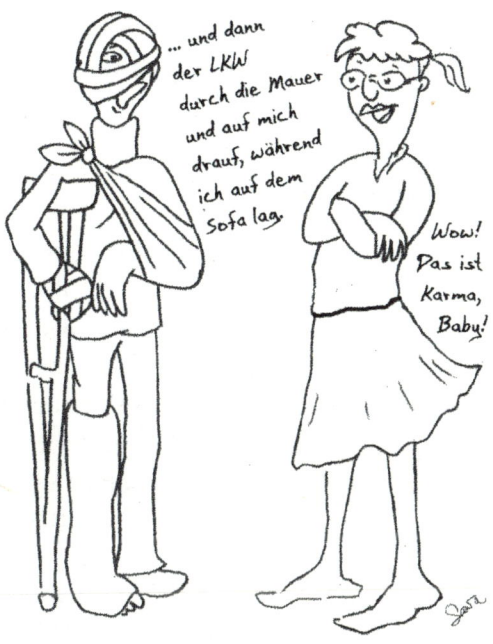

Rasche Entwicklung multi-sensorischer Bewusstheit

Geistiges Heilen regt unser multi-sensorisches Bewusstsein an. Zu Beginn meiner Heiltätigkeit war ich nicht hellsehend. Innerhalb kurzer Zeit nahm ich während der Arbeit Dinge wahr, die mir ansonsten verschlossen blieben. Je mehr ich übte, desto stärker entwickelte sich diese Fähigkeit.

Es dauerte sehr lange, bis ich Energie zu spüren vermochte. Den meisten Menschen gelingt dies sofort oder binnen weniger Stunden.

Neue Berufsmöglichkeit

Manche Menschen sind aufgerufen, beruflich als Heiler zu wirken, was manchmal überraschend kommt. Niemanden überraschte es mehr als mich, eine Laufbahn als Geistheilerin zu beginnen. Eine solche Tätigkeit hatte zunächst nur mein Interesse geweckt und sollte mein Hobby werden. Sie wurde zur Passion und schließlich zum Beruf. Führen wir etwas mit Liebe aus, entfacht die Tätigkeit unseren Geist.

Geliebten Menschen helfen

Geliebten Menschen (oder sich selbst) in einer Krise oder bei einer chronischen Erkrankung helfen zu können, stärkt das Selbstbewusstsein. Anstatt sich hilflos zu fühlen, sind wir in der Lage, etwas zu unternehmen. Ich habe Kinder behandelt, die mitten in der Nacht mit hohen Temperaturen oder Magenweh aufwachten. Ihre Energie zu reinigen, genügte gewöhnlich, damit sie wieder einschliefen und gesund wurden. Mein dreijähriger Sohn klemmte sich die Finger in der Wagentür. Ich überzog seine Finger mit eiskalter blauer Energie, und die Schmerzen verschwanden völlig.

Ein Freund stürzte beim Skifahren auf einem abgelegenen Berghang und renkte sich den Daumen aus. Er war nicht imstande aufzustehen, so gewaltig war der Schmerz. Ich reinigte seine Hand und seinen Daumen, und der Schmerz verschwand. Er konnte die Abfahrt antreten und einen Arzt aufsuchen, der den Daumen einrenkte.

Mit Hilfe der heiligen Alchemie gelingt es mir, die Beweglichkeit von Angehörigen, die unter Arthritis leiden, allmählich zu verbessern. Der Schmerz verringert sich, und die schmerzfreien Perioden werden häufiger. Es bereitet große Freude, geliebten Menschen helfen zu können. Ich bin der Ansicht, jeder sollte die Grundzüge des Heilens beherrschen lernen.

HEILIGE ALCHEMIE

Alchemie bedeutet Transformation. Mehrere Komponente werden zusammengemischt, um ein neues Ganzes zu bilden, vergleichbar mit dem Kuchenbacken. Die einzelnen Rohstoffe durchlaufen einen Transformationsprozess, in der Regel unter Einwirkung von Hitze (Ofen), und ein Kuchen entsteht (oder, wie bei mir, etwas, das wie ein Kuchen aussieht, aber einem Pflasterstein gleicht).

Im Mittelalter bezeichneten sich bestimmte Gruppen geistig Suchender als Alchemisten. Sie erzählten den Leuten von ihrem Bemühen, Blei in Gold zu verwandeln, was nicht wörtlich zu verstehen war. Sie sprachen von inneren Prozessen, bei denen sie Blei in das goldene Christuslicht, in Liebe und Weisheit, umzuwandeln versuchten. Durch Läuterung, geistige Übungen, Meditation, Gebet, rechte Lebensweise und Dienst am Nächsten fand eine innere Transformation statt. Warum erfanden sie die Geschichte, Blei in Gold umwandeln zu wollen? Sie mussten ihre Spuren verwischen, damit die Kirchenoberen der damaligen Zeit nicht herausfanden, dass sie ihren eigenen geistigen Weg gingen. Es wäre ihr Ende gewesen.

Die heilige Alchemie hat sich im Laufe der Zeit durch den Einfluss zahlreicher spiritueller Lehrer entwickelt. Die Art, in der wir sie heute anwenden, bewirkt einen raschen Wandel im Leben derer, die sie in sich aufnehmen. Im Folgenden werden die Bausteine aufgezählt, um dies zu erreichen. Denjenigen, die Heiler werden möchten oder eine rasche Transformation anstreben, empfehlen wir, einen diesbezüglichen Workshop zu besuchen (aber nur, wenn sie ihr Leben tatsächlich verändern wollen).

Heilen mit der heiligen Alchemie

Stelle ein Behältnis mit Salzwasser neben den Patienten, um den energetischen Abfall hineinzuwerfen.

Führe folgende Schritte durch:

1. Anrufung
2. Verbindung
3. Wahrnehmung
4. Hinzufügen von Energie
5. Reinigung
6. Überprüfung
7. Segen
8. Versiegeln
9. Durchtrennen
10. Dank

Schritt 1: Anrufung

Ebenso wie es Ungeziefer auf physischer Ebene gibt, existieren ähnliche Dinge in der Äther- und Astralform. Ehe wir unser Bewusstsein über die irdische Ebene hinaus erheben, bitten wir um göttlichen Beistand und Schutz. Man könnte es mit einem Mückenschutzmittel vergleichen, mit dem man sich einsprüht, bevor man an einem Sommertag abends nach draußen geht.

Die Anrufung bildet einen Schutzschild, der dich mit einer hohen Schwingungsenergie umgibt, die von überirdischen Wesen, an die du dich wendest, herabströmt.

Christen rufen Jesus, Maria, die Engel oder die Heiligen an.

Als Buddhist magst du dich an Buddha oder Kwan Yin wenden. Als Hindu rufe Krishna, Brahman, Vishnu, Parvati, Ganesha oder irgendeine der zahlreichen Gottheiten an.

Bist du Moslem, wende dich an Allah, Kelten rufen Brigit an und so fort. Steht dir ein geistiger Lehrer zur Seite, wende dich an ihn. Ich bin

Schütze und liebe die Vielfalt. Meiner Ansicht nach war Buddha ein Hindu, kein Buddhist. Jesus war Jude (seine Mutter Jüdin), kein Christ. Offen gestanden, ich glaube, es kümmert sie kaum, welcher Religion wir angehören, solange wir unser Bestes geben, liebevolle Freundlichkeit walten lassen und uns bemühen, niemanden zu verletzen. Aus diesem Grunde rufe ich sie alle an. Die Wirkung ist verblüffend.

Bei jeder Anrufung erhöhen wir unsere eigene Schwingung und knüpfen eine engere Verbindung zu diesen wunderbaren Wesen. Jedesmal spüre ich ein Prickeln in meinem Scheitel-Chakra, und es fühlt sich an, als stehe ich im Regen oder unter einem Wasserfall, nur kalt ist es nicht.

Wir können uns auch an unsere eigene Seele oder unser höheres Selbst wenden, nicht weil sie weit entfernt sind und herbeigerufen werden müssen, sondern um sich dieses unermesslichen Bereiches in uns bewusst zu werden und unsere bewusste Verbindung zu stärken.

Ich benutze eine einfache Invokation, die gegebenenfalls erweitert werden kann. Man konzentriere sich auf das Scheitel-Chakra und die Bedeutung der Worte.

Ich rufe den Allerhöchsten Gott, den göttlichen Vater, die göttliche Mutter.
Ich rufe meine Seele, mein göttliches Selbst.
Ich rufe alle meine Führer, Lehrer und Freunde in der geistigen Hierarchie.
Ich rufe (Name bestimmter Lehrer, wie Jesus, Sai Baba etc.).
Ich rufe die Heilengel und geistigen Helfer.
Ich danke für eure Gegenwart und Heilung, euer Licht, eure Liebe und Führung und euren Schutz. Möge ich ein reines Durchlassgefäß für Licht, Liebe, Kraft und Heilenergie sein.
Durch die Gnade Gottes, so sei es.

Wenn ich an einem Patienten arbeite, füge ich meiner Anrufung eine Sicherheitsklausel hinzu: „Sollte mir bei diesem Heilvorgang ein Fehler unterlaufen, bitte ich, ihn zu berichtigen. Danke." Um meinen Klienten nicht zu beunruhigen, spreche ich sie nicht laut aus. Wie wichtig ein solcher Zusatz sein kann, beweist folgende Begebenheit.

Zu Beginn meiner Heiltätigkeit behandelte ich eine Frau, die unter Arthritis in den Hüften litt. Sie sprach von Osteophyten, also Knochenauswüchsen, in den Gelenken, die bei Bewegung Schmerzen verursachten. Um sie zu entfernen, nahm ich eine Energiefarbe, die wie Dynamit wirkt. Als diese in ihren Körper eintrat, sah ich, wie sich die Farbe in eine Energiefarbe verwandelte, die wie Zement wirkt. In diesem Augenblick erkannte ich, dass sich die Patientin der genauen Diagnose ihres Gesundheitszustandes nicht bewusst war. „Was ist nicht in Ordnung mit ihren Hüften?", fragte ich. „Osteophyten", versicherte sie. „Was bedeutet das?", fragte ich weiter. „Die Knochen gleichen einem Schweizer Käse", meinte sie.

Sie wollte mir erklären, dass sie unter Osteoporose litt. Was wäre geschehen, wenn ich die Dynamit- anstatt die Zement-Energie in ihre Hüfte geschickt hätte? Sie hätte die schwachen Knochen zertrümmert und großen Schaden angerichtet. Zum Glück hatte ich die Heilengel um Beistand gebeten. Sie korrigierten den Fehler, und alles wurde gut.

Schritt 2: Verbindung

Um sich selbst oder andere wirkungsvoll zu heilen, muss man tief in seinem Seelenselbst verankert sein und sich dieser Wirklichkeitsebene zunehmend bewusst werden. Die Lichtsäulen-Meditation bietet eine Möglichkeit, die Füße fest auf dem Boden und gleichzeitig den Kopf in der geistigen Welt zu haben. Sie ist einfach, aber wirkungsvoll und sollte daher täglich ausgeübt werden.

Schritt 3: Wahrnehmung

Manche Menschen sind visuell veranlagt, andere hören und wieder andere ertasten. Das Gleiche gilt für die Wahrnehmung der inneren Ebenen. Die meisten Menschen besitzen die Fähigkeit, die innere Welt wahrzunehmen, wenn sie dies wirklich wollen, vorausgesetzt, sie üben.

Wir haben bereits über die Wahrnehmung der Aura und der Chakras gesprochen. Das Hauptaugenmerk sollte auf den Chakras, ihrer relativen Größe und ihrem Verstopfungsgrad liegen. Dieser Schritt ist für die Heiltätigkeit unverzichtbar. Sollte der Versuch zu sehen, zu hören oder zu fühlen tatsächlich misslingen, beunruhige man sich nicht. Die Übung wird im Laufe der Zeit bestätigen, dass man es letztendlich doch vermag. Sie wird helfen, Hellsichtigkeit (Energie sehen), Hellhören (Energie hören) und Hellfühlen (Energie mit den Händen und dem Körper spüren) zu entwickeln. Manchmal bezeichnet man diesen Schritt als Scanning.

Schritt 4: Hinzufügung von Energie

Wenn wir auf physischer Ebene Schmutz entfernen, verwenden wir ein Lösungsmittel, um den Reinigungsvorgang zu vereinfachen. Für den Energiekörper können wir keine Seife nehmen, wohl aber die entsprechende Energie, um den Schmutz aufzulösen und anschließend wegzuwischen. Die Absicht, Energie in den Körper zu senden, genügt, da Energie dem Gedanken folgt.

Als Heilenergie können wir Licht oder Klang anwenden.

Bei der Heilmethode der heiligen Alchemie nehmen wir hauptsächlich Seelenlicht zu Reinigungszwecken, in erster Linie elektrisierende violette Seelenenergie, bekannt als die violette Flamme. Diese elektrisierende violette Flamme besitzt eine verblüffende Kraft.

Hinzufügung von Licht: Die elektrisierende violette Flamme

a. Atme wie bei der Lichtsäulen-Meditation durch das Scheitel-Chakra ein. Stelle dir vor, du holst Licht von deinem höheren Selbst herab. Lasse die Atemenergie durch deine Hände nach außen fließen.

b. Stelle dir vor, du bestreichst oder besprühst mit dieser Lichtenergie jedes einzelne Chakra deines Patienten, beginnend mit dem obersten Zentrum, als wolltest du Fleckentferner auf einen schmutzigen Hemdkragen auftragen.

c. Bemerkst du irgendeinen schmerzenden oder beschädigten Körperteil, benetze ihn ebenfalls mit diesem violetten Licht.

d. Warte eine Minute und fahre mit Schritt fünf fort, es sei denn, du möchtest zusätzlich einen Klang hinzufügen.

Einen Klang hinzufügen: OM

Zur Heilung kann man anstelle von Licht einen Klang hinzufügen. Ich verwende oft beides zusammen. Die einfachste Klangform, die erstaunliche Heilwirkung zeigt, ist die Silbe OM. Singe das OM in die Chakras, die Aura und den Körper des Klienten hinein. Dadurch wird die Energie sehr rasch bewegt und ruft ein angenehmes Empfinden im Patienten hervor. Es bedarf keiner Stimme wie der von Joan Sutherland. Lasse den Klang ganz natürlich und kraftvoll, mit Liebe und dem Wunsch, auf den Reinigungsvorgang einwirken zu können, aus dir herausströmen. Lasse deine Stimme natürlich auf und ab schwingen. Die einzelnen Chakras reagieren auf unterschiedliche Noten, und du wirst automatisch die richtige Tonhöhe und Frequenz wählen, um den Patienten, an dem du arbeitest, zu unterstützen. Hast du Zweifel, frage ihn, welche Tonhöhe er als angenehm empfand, die tiefe, mittlere oder obere. Gewöhnlich sind sie alle gut, da sie auf unterschiedliche Energiezentren einwirken.

Wenn du den heiligen Laut OM benutzt, achte darauf, dass du ihn mit deiner Absicht durchtränkst. Halte dir vor Augen, dass du mit seiner Hilfe den Unrat aus der Person entfernst und durch Liebe ersetzt.

Traust du dir den Gesang nicht selbst zu, benutze eine CD. Der heilige Laut verstärkt den Heilungsvorgang.

Schritt 5: Reinigung

Nun fege den Unrat hinaus. Dies kann in unterschiedlicher Weise geschehen. Eine Kombination der einzelnen Möglichkeiten hat sich als sehr wirkungsvoll erwiesen. Die Methoden sind:

WORTE
ATEM
HÄNDE
LICHT
KLANG

Worte: Aufräumen

Nachdem du Schritt vier abgeschlossen hast, bitte den Patienten, dir nachzusprechen:

„Ich befehle, dass alle negativen Energien, negativen Gedanken, negativen Emotionen, negativen Schwingungen für alle Zeiten und in allen Dimensionen jetzt meinen Körper verlassen. Durch die Gnade Gottes und meinen eigenen Willen, so sei es." Atme ein und lasse los.

a. Siehe die Energie in ein geeignetes Auffanggefäß strömen.
b. Wiederhole den Befehl und die Freisetzung durch den Atem dreimal.
c. Bitte deinen Klienten, sich seiner Energie und seines Körpers bewusst zu werden und auf jede Energiebewegung zu achten, wie Prickeln, heiß oder kalt. Einige fühlen überhaupt nichts, was in Ordnung ist. Einige mögen sich aufregen, andere sich schwer und taumelig fühlen. Dies sind durchaus normale Reaktionen.
d. Formuliere einen Befehl, der sich mit der Reaktion des Patienten befasst, die auf den ersten Befehl ausgelöst wurde. Fühle dabei die Energie oder nimm sie wahr.

e. Achte auf Bereiche *deines* Körpers, die sich schwer, unangenehm oder schmerzhaft anfühlen. Es besteht ein Bezug zu deinem Klienten. Weise die Energie darauf hin, dass sie nicht zu dir gehört, und befehle ihr, deinen Körper zu verlassen; und danke ihr, dass sie dich darauf aufmerksam gemacht hat, an welcher Stelle du fortfahren sollst. Konzentriere dich auf diese Bereiche in deinem Patienten und formuliere den obigen Befehl dem Problem entsprechend. Sollte sich der rechte Arm während der Behandlung schwer anfühlen, lasse den Patienten sprechen:

„Ich befehle ganz konkret, dass alle negativen Energien, negativen Gedanken, negativen Emotionen, negativen Schwingungen und alle damit verbundenen subtilen Bestandteile durch Zeit und Raum und alle Leben meinen rechten Arm JETZT verlassen. Durch die Gnade Gottes und meinen eigenen Willen, so sei es."

Atme ein und lasse los.

Siehe die Energie in das Abfallgefäß fließen. Wiederhole den Befehl und die Freisetzung durch den Atem dreimal. Der Klient fühlt sich danach im Allgemeinen leichter und ruhiger.

Reinigung mit dem Atem

Hat sich die Energie in irgendeinem Bereich festgesetzt, bitte die Person, durch den Scheitel oder die Füße ein- und durch den befallenen Bereich des Körpers oder des Energiekörpers auszuatmen. Die Blockade wird im Wesentlichen mit der Ausatmung hinausgestoßen.

Reinigung mit den Händen: Wegfegen

Man kann die schmutzige Energie mit den Händen aus einer Person herausziehen. Gewöhnlich geschieht dies mit einer wischenden Bewegung, so als wische man mit einem feuchten Staubtuch darüber und schüttele es in Salzwasser aus. Manchmal fühlen sich die Energieblockaden wie Seile, Kordeln, Stöcke, Metallteile oder andere seltsame Dinge an oder sehen dementsprechend aus. Ziehe die schmutzige Energie aus den Energiezentren und der Aura. Ziehe sie einfach heraus. Achte darauf, dass der Schmutz nicht an deiner Haut haften bleibt, da er eindringen kann. Schüttele ihn ab und schleudere ihn in den mit Salzwasser gefüllten Eimer. Reinige die Hände mit Alkohol, ätherischem Öl oder Wasser und Seife. Fühlt es sich an, als wolle die Energie die Arme hinauf kriechen, erkläre ihr, dass sie nicht dir gehört und auf der Stelle verschwinden soll. Atme ein und entlasse sie durch die Hände. Sollte sie sich wehren (ungewöhnlich), umfasse eine Obsidian-Kristallkugel und bitte diese, den Dreck herauszuziehen.

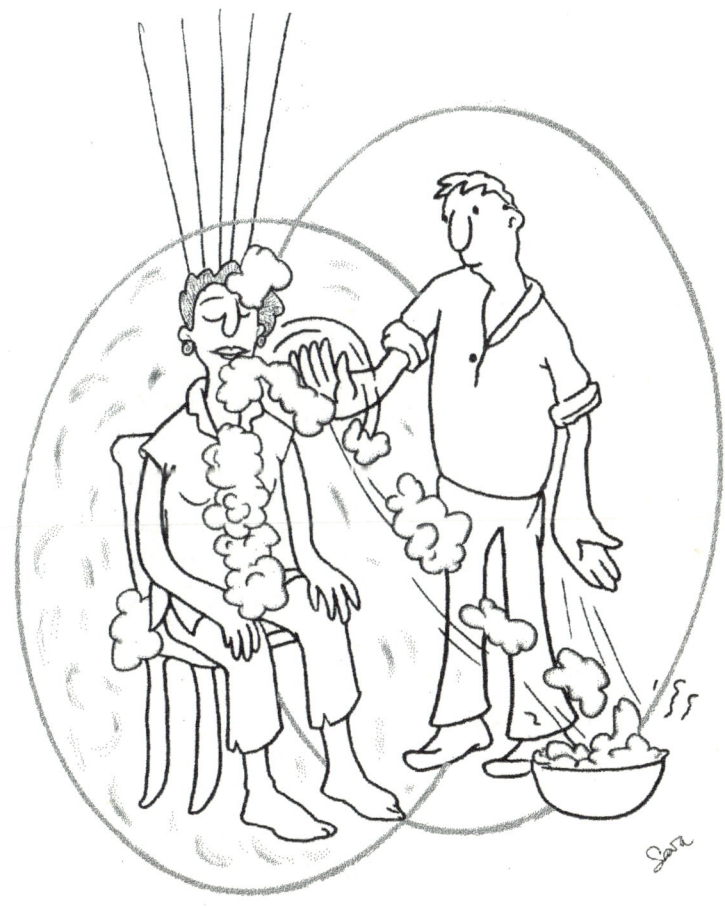

Verwendung von Licht: Den Unrat ausspülen

Schicke mehr violette Flammenenergie durch beide Hände in das Scheitel-Chakra des Patienten. Lasse sie im Inneren des Lichtsäulen-Meridians nach unten in die Chakras fließen, besonders in jene, in denen du noch verbliebene Energieblockaden spürst.

Stelle dir vor, das Licht gleiche einem mächtigen Wasserschlauch, der durch den Körper und in die Chakras spritzt. Sie werden mit Energie überflutet und entladen ihre schmutzige Last in den mit Salzwasser gefüllten Eimer.

Klangreinigung

Mit harmonischen und hoch frequenten Lauten kann man den Energiekörper durchdringen und disharmonische Schwingungen vertreiben. Dazu eignen sich verschiedene Mantras, das einfachste ist die Silbe OM. Dieser Laut wird Menschen, Orte, Geschäftsräume und Wohnungen reinigen. Lasse den Laut erklingen und konzentriere dich nacheinander auf jedes einzelne Chakra mit der Absicht, dass der Klang die schmutzige Energie, die in ihm steckt, beseitigt. Die Wirkung zeigt sich sehr schnell.

Das Symbol für OM ist ॐ. Man kann sich ein goldenes OM vorstellen, das durch das Scheitel-Chakra des Klienten herabwirbelt und dabei alle Angstenergie beseitigt. Es handelt sich um eine sehr kraftvolle Bewegung, die rasch eine Menge schmutziger Energie auflöst.

Schritt 6: Überprüfen

Überprüfe deine Arbeit, indem du die Chakras mit deinen Händen wahrnimmst. Inzwischen sollte alles zu funkeln beginnen. Verunreinigte Energie sollte verschwunden sein oder verschwinden. In den Chakras dürfte es keinerlei prickelnde Energie mehr geben. Sie sollten sich für dich und für den Patienten leicht und rein anfühlen. Eventuelle Schmerzen sollten gemildert oder völlig verschwunden sein. Ist dies nicht der Fall, wiederhole den Reinigungsschritt. Lasse den Patienten Licht durch sein Scheitel-Chakra ein- und durch den Schmerz wieder ausatmen, während du diesen mit den Händen gleichzeitig herausziehst.

Fühlt sich der Energiekörper anschließend rein an, ist es gut. Achte auf das Gleichgewicht der Chakras, das heißt, sie sollten alle in etwa die gleiche Größe besitzen (ausgenommen das Meng Mein-Chakra, das höchstens halb so groß wie die übrigen Zentren sein darf). Außerdem achte auf jene Chakras, die sich leer oder verschwommen anfühlen und schwierig zu scannen sind. Sie benötigen eine Menge Energie.

Schritt 7: Segen

Wenn du Menschen mit Energie segnest, denke daran, dass es sich nicht um deine eigene Energie handeln sollte. Nimmst du deine eigene Vitalenergie, wirst du bald erschöpft sein und krank werden.

Um Menschen zu segnen, hole etwas von dem unendlichen Vorrat an göttlicher Energie herein, in ähnlicher Weise wie bereits in Schritt vier beschrieben. Fühle die Seelenenergie durch dein Scheitel-Chakra herabsteigen. Du magst ein leichtes Prickeln oder eine Erweiterung deines Scheitel-Chakras verspüren.

Bist du dir einer großen Energiemenge in deinem Scheitel-Chakra bewusst, beginne, sie teilweise auf den Patienten zu übertragen und bitte gleichzeitig darum, ihn zu segnen.

„Ich bitte, dass du mit Heilenergie gesegnet sein mögest. Möge sie deine physische Hülle und deinen Energiekörper gründlich und vollkommen durchtränken. Durch die Gnade Gottes, so sei es."

Siehe die Energie die gesamte Aura des Patienten erfüllen und seine Chakras ins Gleichgewicht bringen. Lasse den Klienten einatmen und den Atem möglichst lange anhalten. Bitte ihn, den Segen nacheinander in seinen physischen, mentalen, emotionalen und geistigen Körper einzuatmen.

Konzentriere die Energie auf schwache oder geschädigte Körperteile, um diese zu stärken. Denke daran, dass sowohl das Meng Mein- als auch das Milz-Chakra nur halb so groß wie die übrigen Energiezentren sein dürfen und du sie nicht direkt segnen solltest, da die Energie zu stark ist, es sei denn, du bist ein erfahrener Heiler.

Nehmen wir an, das Sexual-Chakra fühlt sich im Vergleich zu den übrigen Chakras zu klein an, dann kannst du es direkt segnen. In gleicher Weise kannst du mit jedem Energiezentrum verfahren, das aufgemöbelt werden muss, oder die Energiezufuhr mit einer entsprechenden Affirmation sogar verstärken. Wähle eine der am Ende eines jeden Kapitels über die Haupt-Chakras aufgeführten Affirmationen, die für den Klienten in Frage kommt, oder stelle selbst eine entsprechende Affirmation zusammen. Der jeweiligen Tätigkeit des Chakras entsprechend, soll sie positiv und unterstützend sein.

Warnung

Die einzigen Bereiche, die nicht unmittelbar gesegnet werden dürfen, sind die Vorderseite des Herz-Chakras, die Augen, die Milz, das Meng Mein und der Bauch einer Schwangeren, weil die Energie zu stark wirkt. Es können ernsthafte Probleme entstehen, wird sie direkt auf das Herz konzentriert. Bei einer Schwangeren könnte sie dem Fötus schaden. Auch die Augen, die Milz und das Meng Mein sind so zart, dass sie nicht mit Energie gesprengt werden dürfen. Reinige sie nur.

Schritt 8: Versiegeln

Der Ätherkörper eines Klienten öffnet sich, wenn man an ihm arbeitet. Dabei handelt es sich um einen sicheren Vorgang, da man zuvor um göttlichen Schutz und Beistand gebeten hat. Zum Abschluss der Heilung wird die Ätherhülle wieder geschlossen. Dadurch bewahrt sie die neue, reine Energie in sich und schließt mögliche Energieverschmutzungen aus.

Zu diesem Zwecke stelle man sich vor, man benetze die Aura mit himmelblauer Energie, die sie mit einer blauen, samtweichen und makellosen Hülle umgibt.

Umschließe diese mit einem glitzernden goldenen Netz, das einer halb durchlässigen Membran gleicht und alles Negative weiterhin abfließen, aber nichts Negatives eindringen lässt. Dieses Siegel besitzt eine starke Kraft, und es muss eindeutig festgelegt werden, dass es sich um eine halbdurchlässige Membran handelt, damit das Negative zwar abfließen, aber nicht eindringen kann. Ansonsten klappert der eigene Müll innerhalb der Hülle umher und kann nicht entweichen, was sich schrecklich anfühlt.

Umgib das Ganze mit einer elektrisierenden violetten Flamme, vergleichbar mit einer Gasflamme, die außerhalb der Hülle züngelt. Sie trägt dazu bei, vorhandene negative Energien zu verbrennen, die im Laufe der nächsten Wochen auf den Patienten zukommen.

Während du die dreifache Energiehülle aufbaust, denke oder sprich:

„Versiegele die Aura. Ich befehle, dass dieser Schild für die nächsten drei Wochen bestehen bleibt. Er soll dich vor allen negativen Energien bewahren. Alle negativen Energien können abfließen, aber nichts vermag einzudringen. So sei es."

Liegt ein besonders schwaches Chakra vor oder bedarf es intensiver Heilung, kann man es nach genau derselben Methode mit der gleichen Hülle umgeben. Die Absicht allein genügt, um sie entstehen zu lassen.

Schritt 9: Durchtrennen

Während des Heilungsvorgangs bilden sich zwischen dir und dem Klienten Energiefäden. Wenn du sie nicht durchtrennst, vermag der Klient jedesmal, wenn er an dich denkt, über diese Verbindung Energie von dir abzuziehen. Bei vielen Klienten und umfassender Heiltätigkeit bedeutet dies eine Beeinträchtigung der eigenen Gesundheit. Um eine solche Erschöpfung zu vermeiden, durchtrenne man nach der Behandlung die Energieverbindung.

Lasse deine Hand, vergleichbar mit einem Schwerthieb, vor deinem Körper nach unten sausen und sprich dabei: „Durchtrennt."

Dieser Vorgang kann von jedem durchgeführt werden, der sich mit Klienten befassen muss, um die abgezogene Energiemenge möglichst gering zu halten. Dabei spielt es keine Rolle, ob man als Buchhalter, Psychologe, Arzt, Krankenschwester, Rechtsanwalt oder Heiler tätig ist. Sobald der Klient gegangen ist, durchtrenne man die Energiefäden. Die Auswirkung auf den Energiehaushalt ist erstaunlich.

Schritt 10: Dank

Zu Beginn batest du um Unterstützung, und die Unterstützung wurde dir gewährt. Nun solltest du dafür danken. Dankbarkeit stärkt die Verbindung zu den liebevollen Wesen, die dir helfen. Du kannst kurz und schlicht mit deinen eigenen Worten danken oder folgenden Wortlaut wählen:

„Ich danke für die Heilenergie und bitte, dass (Name der geheilten Person) beschützt sein möge und die Heilengel in den nächsten zwei Wochen die Heilung weiterführen. In tiefer Hochachtung möchte ich meinen Dank zum Ausdruck bringen."

ZUSAMMENFASSUNG DER EINFACHEN HEILMETHODE MITTELS DER HEILIGEN ALCHEMIE

Der Vorgang an sich verläuft einfacher, als er sich liest. Wenn man ihn erst ein paar Mal praktiziert hat, gleicht es einem Kinderspiel. Er beinhaltet nur zehn Schritte. Schaue, ob du dich erinnerst, wofür jeder einzelne Schritt steht.

1. Anrufung
2. Verbindung
3. Wahrnehmung
4. Hinzufügen von Energie
5. Reinigung
6. Überprüfung
7. Segen
8. Versiegeln
9. Durchtrennen
10. Dank

Kapitel 21

Besonderer Segen

Es gibt eine Anzahl einfacher, aber ausgesprochen wirkungsvoller spezieller Heilmethoden, die in Verbindung mit dem in Kapitel zwanzig beschriebenen Zehn-Punkte-Programm eingesetzt werden können. Die einzelnen Techniken lassen sich im Anschluss an Schritt fünf in den Ablauf einfügen. Außerdem werden im Folgenden einige Sicherheitsmaßnahmen im Zusammenhang mit der Energiebehandlung und einem langfristigen Eigenschutz aufgeführt.

ERDEN UND ENERGIEZUFUHR

Will man das Wurzel-Chakra kräftigen und segnen, kann dies durch die Erd-Energie geschehen. Anstatt Energie über das Scheitel-Chakra einzuatmen, atme man sie über das Wurzel-Chakra ein. Zu diesem Zweck wird eine Verbindung zur Erde hergestellt, vergleichbar mit der Lichtsäulen-Meditation. Fühle, wie sich die Energie in deinem Wurzel-Chakra aufbaut und übertrage etwa sechzig Prozent davon auf das Wurzel-Chakra des Patienten. Dieser mag eine gewisse Wärme spüren, die sich in seinem gesamten Körper ausbreitet. Er wird sich geerdet, energetisiert und sehr sicher fühlen.

Bei Klienten, die unter Bluthochdruck leiden, sollte diese Technik nicht angewendet werden, da ein Teil der Energie zum Meng Mein-Chakra aufsteigt, es vergrößert und somit den Blutdruck zusätzlich erhöht. Lasse statt dessen die Erdenergie langsam in die Fußzentren dringen, was ähnlich energetisierend wirkt.

Menschen, die nicht geerdet und erschöpft sind oder unter einem schwachen physischen Körper, Arthritis oder anderen Muskel- oder Skelettbeschwerden leiden, kommt es zugute, wenn ihr Wurzel-Chakra mit Erdenergie gesegnet wird.

SEGEN UND KLANG

Der Klang besitzt die außerordentliche Fähigkeit, den Ätherkörper zu stärken. Kirchengesänge oder Mantras mit der Absicht in den Energiekörper hinein zu singen, ihn zu kräftigen und zu heilen, zeigen eine rasche Wirkung.

MEDIKAMENTE UND PFLANZLICHE HEILMITTEL VERABREICHEN

Sieht man sich einer Situation gegenüber, in der jemand Medizin benötigt, die nicht zur Verfügung steht, kann man folgendermaßen vorgehen.

1. Rufe einen Krankenwagen oder benachrichtige den Notdienst, erkläre die Situation und folge den Anweisungen.
2. Während du auf den Krankenwagen wartest, führe Schritt fünf, den Reinigungsschritt, bei der betreffenden Person durch. Kennst du das Medikament, das sie benötigt, wende dich an ihre Energie, damit sie in der erforderlichen Dosis in den Patienten eindringen möge. Segne die Person mit dieser Energie, was ihr Leben retten kann. Wahrscheinlich wirst du in diesem Augenblick einen gewaltigen Energiestoß verspüren. Auf diese Weise half ich einmal jemandem, der allergisch auf Äpfel reagierte und konnte einen anaphylaktischen Schock verhindern, während die Person auf ärztliche Hilfe wartete.

ENTGIFTEN

Wird jemand von einem giftigen Tier, wie einer Schlange, Spinne oder Wespe, gestochen, wende dich nach oben und leiste die übliche erste Hilfe, in dem du etwa eine Aderpresse zwischen Biss und Herz anlegst. Dann beginne sofort, das Gift aus der Bissstelle und den daneben liegenden Chakras auszutreiben. Siehe blaues Licht den gesamten Bereich durchfluten, bitte um das Gegengift und sprich: „Neutralisiere das Gift."

Lasse den Patienten sprechen: „Das Gift besitzt keine Macht über mich. Ich befehle, dass es neutralisiert wird." Setze die Wischbewegung fort, erkläre der Energie, das Gift zu zersetzen und befiehl ihm, den Körper zu verlassen: „Ich befehle, dass die gesamte Energie des Bisses deinem Körper entzogen und in diesem Augenblick für immer verbannt wird."

Lasse die Person einatmen und durch die Bisswunde ausatmen. Fühle die Energie entweichen.

Du kannst auch den Deva (die Intelligenz der Gruppenseele) jener Spezies anrufen, welche die Person gebissen hat, und ihr Liebe senden. Vielleicht solltest du dich für eventuelle negative Gedanken im Hinblick auf die Spezies entschuldigen. Erflehe den Segen Gottes für sie und bitte sie respektvoll um Beistand, die Bissenergie zu entfernen. Bedanke dich und trenne dich von der Intelligenz.

Neben der Energiearbeit solltest du den Patienten möglichst rasch ärztlicher Behandlung anvertrauen.

SPEZIELLE REINIGUNGSTECHNIKEN

Bindungen durchtrennen

Zwischenmenschliche Beziehungen, wie unter Familienmitgliedern, Arbeitskollegen, Ex-Partnern und so fort, rufen Energiebindungen hervor. Diese Linien können wie Klammern oder Ketten wirken und ungewollte Verhaftungen schaffen. Je mehr wir an die Menschen denken, desto stärker werden diese Bande.

Sich streitende Menschen stellen oft erschrocken fest, wie dick die Energiestränge zwischen ihnen sind. Durchtrennen sie diese, was sehr einfach geschieht, senden sie die Energie des anderen zurück und fordern ihre eigene wieder ein. In solchen Fällen kann man gewöhnlich einen einschneidenden Durchbruch in der Beziehung beobachten.

Führe die Schritte eins bis fünf der heiligen Alchemie durch und sprich anschließend:

1. *„Ich befehle, dass alle Bindungen zu anderen Menschen, Orten, Dingen, Zeiten und Ereignissen, die mir Energie entziehen, jetzt durchtrennt werden. Ich rufe meinen Geist und meine Energie zurück, JETZT."*

   Atme ein und lasse los.

2. *„Ich löse alle Energiebindungen zwischen uns. Ich bitte den Erzengel Michael um Beistand, um mich zu befreien. Ich trenne mich von dir, JETZT."*

Reinige diejenigen Körperstellen, an denen die Verbindungslinien eingedrungen waren. In den meisten Fällen handelt es sich dabei um das Solarplexus- oder Nabel-Chakra. Es kann aber auch jede andere Stelle sein. Manche Menschen tragen buchstäblich Hunderte von Fäden mit sich herum, an denen verschiedene Leute hängen, weshalb sie sich oft so müde fühlen. Diese Trennung sollte mehrmals durchgeführt werden, ehe man den Vorgang der heiligen Alchemie zum Abschluss bringt.

Yin/Yang-Ungleichgewicht

In Kapitel fünf haben wir von dem Ungleichgewicht der Aura gesprochen, das durch zu viel Yin- oder Yang-Energie entsteht.

Nachdem man, wie in Schritt vier angegeben, Energie hinzugefügt hat, kann man die Aura mit den Fingern harken.

Bitte den Klienten, sich einen Lichtpunkt in seinem Herz-Chakra vorzustellen, ihn auf der Vorderseite des Herzens auszuatmen, ihn rechts herum zum hinteren Herz-Chakra zu führen und dort einzuatmen und denselben Vorgang links herum zu wiederholen. Dabei soll er sich vorstellen, dass diese Bewegung, welche die Zahl Acht umschreibt, die Energie ins Gleichgewicht bringt.

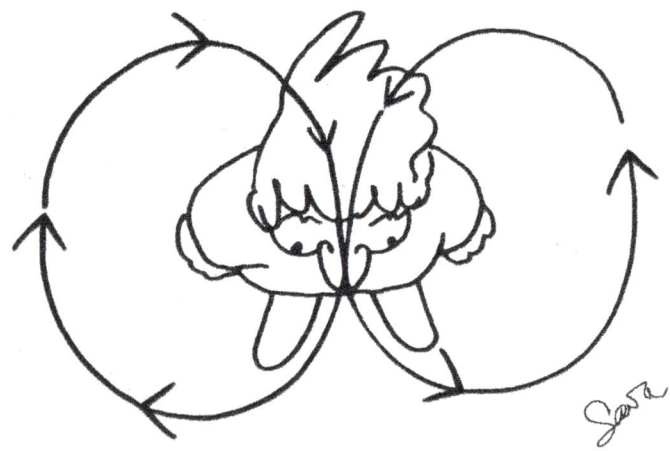

VERTRAUEN

Die Fähigkeit, unsere Wirklichkeit beeinflussen zu können, hängt weitgehend von unserem Glauben daran ab. Je stärker das Vertrauen des Heilers, desto durchgreifender die Behandlung. Der göttliche Beistand wird stärker und das Ergebnis größer sein. Es stehen uns viele unsichtbare Helfer zur Seite, aber wenn wir zweifeln, legen sie ihre Arbeit nieder und warten, bis wir wissen, was wir wollen.

Stelle dir vor, du bist der Boss einer großen Firma und weist die Leute an: „Hört alle zu, dies wird jetzt gemacht." „Gut, dies machen wir", erwidern die Arbeiter. Alle rennen umher, damit „dies" erledigt wird. Mittendrin meinst du auf einmal: „Ich weiß nicht recht, ob wir „dies" fertigbringen, vielleicht sollten wir statt dessen „jenes" in Angriff nehmen." Jeder hält inne. Es zeigt sich eindeutig, dass der Boss nicht weiß, was er will. Schließlich meint er: „OK, kehren wir zu dem ursprünglichen Plan zurück." Er klingt nicht überzeugend. Die Arbeiter fühlen sich unbehaglich und haben keine Eile, da sie befürchten, die Anweisungen ändern sich erneut. Doch dann ordnet der Boss entschlossen an: „Wir werden „dies" machen", und die Arbeiter wissen, nun geht es zur Sache und legen los.

Haben wir Vertrauen, arbeiten die unsichtbaren Helfer daran, unsere Wünsche zu erfüllen. Möchten wir jemanden heilen, stehen sie uns zur Seite. Es ist wichtig, dass wir uns auf die Gesundheit des Patienten konzentrieren und ihn in voller Lebenskraft sehen. Die innere Welt wird sich um uns scharen. Du solltest ihr danken. Wir leben in einem sehr interaktiven Universum.

MEDIZINISCHE INTUITION

Im Zuge der Energieheilung entwickelt sie sich sehr rasch. Kommt dir während der Behandlung ein Gedanke, schiebe ihn nicht beiseite, sondern stelle diesbezügliche Fragen an den Klienten. Höchstwahrscheinlich wird er sich als Hinweis für den nächsten Schritt erweisen und dich zum Kern der Sache führen. Die Bücher von Annette Noontill und Louise L. Hay sind höchst empfehlenswert, will man sich in diese Richtung weiterentwickeln.

Jeder intuitiv veranlagte Mensch entwickelt seine eigene Sprache. Das von Annie Besant und C.W. Leadbeater herausgegebene Buch *Gedankenformen* illustriert ihre besondere Intuitionssprache. Mit Übung vermag jeder seine eigene Sprache zu entfalten.

ERSCHÖPFUNG VERMEIDEN

Achte darauf, dass du während der Heilbehandlung mehr Energie hereinholst, als du ausgibst. Ansonsten wird sich deine Energie erschöpfen, anstatt zuzunehmen.

Ich hatte einmal einen Vortrag in einer spiritistischen Kirche zu halten. Ihm voraus ging eine von sechs Geistheilern durchgeführte Demonstration geistigen Heilens. Jeder einzelne Heiler arbeitete an einem besonderen Patienten. Ich beobachtete, wie fünf von ihnen zu schrumpfen begannen. Ihre Aura kollabierte, obwohl die ihres Patienten anschwoll.

Der sechste, eine ältere Frau, verausgabte sich bei der Behandlung nicht. Sie gab nichts von ihrer eigenen Energie her. Sie holte die Energie herein und übertrug durch ihre Hände etwas mehr als die Hälfte davon auf ihren Patienten. Am Ende der Behandlung glühte nicht nur ihr Klient vor Energie, sondern sie selbst auch. Ihre Aura erweiterte sich, ebenso wie die ihres Patienten. Sie hätte stundenlang weiter heilen können, da sie sich bei der Arbeit automatisch neu auflud. Die anderen Heiler hatten sich bei der Arbeit völlig verausgabt. Mit der Zeit hätten sie dadurch ihre Gesundheit ernsthaft gefährdet.

Viele Geistheiler leiden unter einem schwachen Gesundheitszustand, da sie einen technischen Fehler begehen. Sie versäumen es, einen Teil der hereingeholten Energie für sich selbst zu behalten. Sorge dafür, dass du es richtig machst!

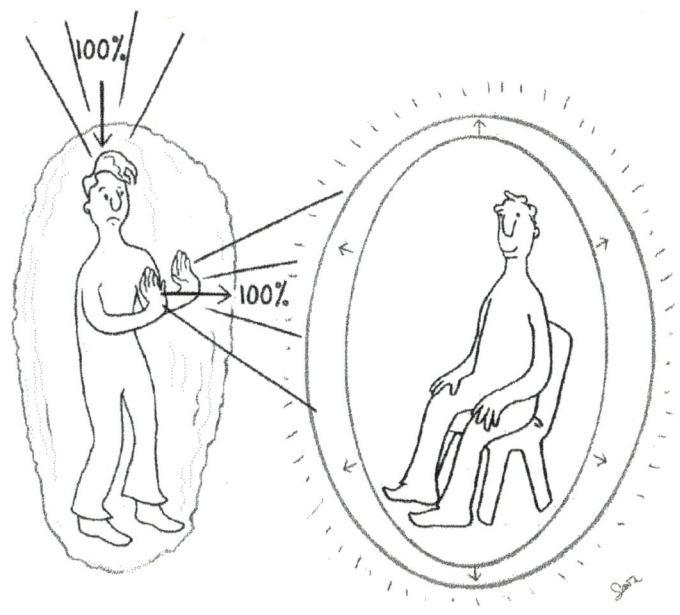

100% hinein, 100% heraus – der Heiler ist erschöpft.

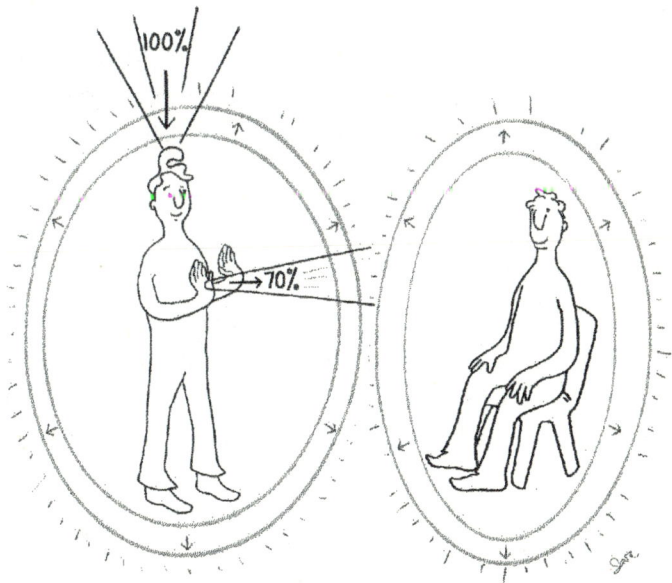

100% hinein, 70% heraus – der Heiler ist gestärkt.

255

HEILER SIND INDIVIDUEN

Je größer deine Aura und deine Chakras sind und je stärker die Verbindung zu deinem höheren Selbst ausgeprägt ist, desto besser wird deine Heiltätigkeit sein. Aus diesem Grunde sind einige Heiler in der Lage, erstaunlich rasch zu heilen, was auf ihrem Entwicklungsgrad beruht. Dennoch, die beschriebenen Techniken können alle verwenden und die bereits Fortgeschrittenen mit ihnen geradezu Wunder bewirken.

FÜR SICH SELBST SORGEN

Kranke Menschen verbrauchen ihre eigene Energie sehr rasch und beginnen, die Energie derjenigen anzuzapfen, die für sie sorgen. Dies geschieht nicht bewusst. Hält man sich fortwährend in der Nähe kranker Menschen auf, fühlt man sich bald selbst ermattet. Die eigene Energie wird abgezogen, und man benötigt ein wenig Abstand. Umarme einen Baum, arbeite an dir selbst oder suche einen anderen Heiler oder Freund auf, der sich auf die Energieheilung versteht und dir hilft. Ansonsten wirst du der nächste Patient sein.

SELBSTHEILUNG

Das Zehn-Punkte-Programm kann auch zum Zweck der Selbstheilung angewendet werden. Jeder vermag sich selbst zu heilen, ausgenommen man ist sehr krank und erschöpft. In diesem Falle wende man sich an einen anderen Heiler, da einem die Energie zur Durchführung fehlt.

Wenn ich einen Patienten behandle, lasse ich ihn auf einem Stuhl sitzen, so dass ich ungehindert um ihn herumgehen und seinen Körper von allen Seiten erreichen kann. Manche ziehen einen Massagetisch vor. Es spielt keine Rolle.

Willst du dich selbst heilen, siehe dich auf einem Stuhl sitzen. Vielleicht setzt du dich tatsächlich auf den Stuhl, um das Verhältnis deines Körpers zu ihm zu spüren. Steh auf und stelle dir vor, du sitzt immer noch vor dir. Führe die Heilbehandlung genau so durch, als säße eine andere Person vor dir. Die Wirkung wird dich überraschen.

FERNHEILUNG

Man kann jeden auf diese Weise heilen, selbst wenn er am anderen Ende der Welt lebt. Ungeachtet dessen, wie gut die Absicht sein mag, sollte man sich vorher die Erlaubnis einholen, ehe man in den Energiekörper eines anderen Menschen eingreift. Wenn die erhabenen Meister und Lehrer der inneren Ebenen warten, bis man sie um Hilfe bittet, sollte man sich ebenso verhalten.

Hüte dich vor dem „Helfersyndrom" und bestehe nicht auf einer Heilung. Wer kennt schon den Lebensplan eines anderen Menschen. Vielleicht müssen sie ein wenig mehr leiden, ehe sie den Punkt erreichen, an dem sie wirklich aufnahmebereit sind, so dass sie sich tatsächlich ändern. Selbst Jesus, einer der größten Heiler, den die Welt jemals gesehen hat, heilte nur, wenn er darum gebeten wurde.

ES KLAPPT NICHT IMMER

Ebenso wie bei jeder anderen Heilform, kann auch die Enegieheilung wirkungslos bleiben. In der Schulmedizin profitieren nicht alle Menschen von den chemischen Behandlungsmethoden, wohl aber eine statistisch gesehen auffallend große Gruppe, weshalb man die Methode als wirksam bezeichnet. Bei der Energiebehandlung verhält es sich genauso.

Wenn sich ein Patient weniger rasch erholt, als man es sich vorstellt, sollte man nicht an der Richtigkeit seiner Vorgehensweise zweifeln. Führt man die beschriebenen zehn Schritte durch, wird sich dies in jedem Fall positiv auf das Wohlbefinden und den inneren

Frieden des Patienten auswirken. Sollten sie sich nicht erholen, liegen gewöhnlich zwei Gründe dafür vor, von denen entweder einer oder beide zusammen für den Patienten in Frage kommen. Es sind mangelnde Aufnahmebereitschaft und negatives Karma.

Mangelnde Aufnahmebereitschaft

Manche Menschen wollen nicht geheilt werden. Sie blockieren die Energie absichtlich. Nun, so sei es denn.

Einige Menschen denken, sie wollen geheilt werden, aber tief in ihrem Inneren wollen sie es nicht. Eines Tages suchte mich Belinda in der Klinik auf. Seit Jahren arbeitete sie nicht mehr. Sie litt unter starken Schmerzen und Allergien, was sie derartig geschwächt hatte, dass sie sich nur kurze Strecken mit Hilfe eines Gehstockes fortbewegen konnte. Außerdem litt sie unter dem chronischen Müdigkeitssyndrom und zahlreichen anderen gesundheitlichen Problemen, die sich genauer Diagnose entzogen. Obwohl sie erst Anfang dreißig war, sah sie zwanzig Jahre älter aus.

Belinda suchte mich nur auf, weil ihr eine gemeinsame Freundin die Sitzung geschenkt hatte. Nach der Behandlung konnte sie ohne Stock gehen und schien recht glücklich zu sein. Sie ging nach Hause und begegnete einige Tage später unserer Freundin Kirsty. Diese rief mich völlig verblüfft an und berichtete, dass Belinda zwar voller Energie war und sich ohne Stock bewegen konnte, aber fürchterlich wütend auf mich war.

Trotz Belindas wiederholter Behauptung, sterben zu müssen, hatte ich ihr erklärt, dass dem nicht so sei und sie vollkommen genesen werde, wenn wir die Arbeit fortsetzten. Als Freundin einer engen Freundin bot ich ihr an, sie kostenlos zu behandeln. Meine Äußerung, sie könne wieder gesund werden, erzürnte sie so sehr, dass sie sich weigerte, wiederzukommen. Dies war das Letzte, was ich von ihr hörte.

Diese Frau besaß eine bestimmte Vorstellung. Ihre Krankheit machte ihr ganzes Leben aus. Entriss man ihr diese, hatte sie unbewusst das Gefühl, nichts zu sein und nichts zu haben. Innerhalb weniger Wochen litt sie unter noch stärkeren Schmerzen und größerem Unbehagen als jemals zuvor. So sei es denn.

Eine andere denkwürdige Begebenheit ereignete sich, als ich einer Gruppe von Geschäftsleuten, von denen viele keine Ahnung von alternativen Heilmethoden geschweige denn von etwas so „Ausgefallenem" wie der heiligen Alchemie besaßen, eine Heilbehandlung präsentierte. Zu diesem Anlass fragte ich die Anwesenden, ob sich unter ihnen jemand mit Schmerzen befände. Ein großer Mann, der mit verschränkten Armen da gesessen hatte, hob augenblicklich die Hand und kam auf die Bühne. Oh nein, dachte ich. Diese Art! Dann erzählte er mir trotzig von seinen Rückenschmerzen, die ihn seit acht Jahren plagten.

Ich begann, ihm Energie zuzuführen, die augenblicklich zurückschnellte. Er wollte sich durch diesen Hokuspokus keinesfalls „hinters Licht" führen lassen. Die Tatsache, dass dies vor achtzig grinsenden Zuschauern stattfand, ließ mich an mein Lieblingsmantra denken: „Nur keine Panik." Plötzlich kam mir die Idee. Ich erzählte ihm, dass es sich bei dem kranken Energiezentrum, das seine Rückenschmerzen verursachte, um dasselbe Chakra handelte, das ihm mehr Geld in seinem Leben bescheren werde, wenn es geheilt würde.

Ich hatte den Punkt getroffen. Der vagen Möglichkeit, dass die Energieheilung seine Finanzen verbessern könnte, galt sein volles Interesse. Sein Wurzel-Chakra öffnete sich augenblicklich, und die Energie konnte eindringen. Es gelang mir, sehr rasch eine Menge Unrat auszuräumen. Zu seiner großen Verblüffung verringerten sich seine Schmerzen innerhalb weniger Sekunden. Da ich ihn niemals wiedersah, weiß ich nicht, was mit seinen Finanzen geschah.

Diese beiden Begebenheiten zeigen, dass eine Blockade der Behandlung eine Heilung unmöglich macht. Es ist die Angelegenheit des Patienten und fällt nicht auf dich zurück. Du kannst natürlich versuchen, seine Aufnahmebereitschaft zu fördern, indem du Verbindung zu ihm aufnimmst, damit er sich wohl fühlt, und ihm erklärst, wie du vorgehst. Der Klient muss nicht an die Wirkung glauben, darf die Energie aber auch nicht willentlich abblocken. Erkläre ihm, dass du ihm nicht helfen kannst. Du brauchst Leute, die der Sache offen gegenüberstehen, was bei den meisten Menschen der Fall ist. Ich erinnere mich an meine erste Energiebehandlung. Ich glaubte nicht, dass sie wirken würde, war aber bereit, sie zuzulassen. Zu meiner Überraschung wirkte sie – eine übliche Erfahrung.

Für manche Menschen besitzt die Energieheilung eine Art Placebo-Effekt und ist daher nicht der Mühe wert. Ich weiß, dass dies nicht zutrifft, aber selbst falls dem so wäre, wenn sie unsere Schmerzen nimmt und uns Wohlbefinden schenkt, was soll's? Ich persönlich wäre lieber schmerzfrei und gesund, als zu leiden und die „Absurdität" dieser Arbeit zu dogmatisieren.

Negatives Karma

Jeder Mensch besitzt ein Konto mit Soll und Haben, das von den „Hütern des Karma" geführt wird. Jeder Gedanke, jedes Wort, jede Tat, Absicht, Handlung und Reaktion finden hier ihren Niederschlag und werden schließlich dementsprechend auf uns zurückwirken. Aus diesem Grund sollten wir uns bemühen, liebevolle Freundlichkeit walten zu lassen. Dann wird sie auch uns begegnen.

Einige Menschen inkarnieren sich aus dem Bedürfnis, eine Menge negatives Karma abzuarbeiten. Sie mögen von unheilbaren Krankheiten befallen werden, unter Behinderungen oder Lähmungen, Krebs oder degenerativen Beschwerden leiden. Es mag zu spät sein, ihre Probleme zu lösen, dennoch kann ihnen geholfen werden.

Ich habe festgestellt, dass die Energieheilung sogar Sterbenden den Schmerz zu lindern, Verspannungen zu lösen und ihren geistigen Kern zu erleuchten vermag. Die Todeserfahrung verwandelt sich in ein Geschehen von großer Schönheit und tiefem Frieden.

Negatives Karma kann durch tätige Freundlichkeit und Großzügigkeit gemildert werden. Wenn wir unserem Mitmenschen dienen, erzeugen wir gutes Karma, das negatives Karma auszugleichen vermag.

Eine andere Möglichkeit, das karmische Gleichgewicht wiederherzustellen, besteht darin, die Lehre Jesu zu befolgen. Vergib deinen Feinden. Wahre Vergebung dient ausschließlich unserem eigenen Vorteil. Die andere Person mag sich nicht einmal bewusst sein, dass wir ihr gegenüber Groll hegen, weshalb es sie in keiner Weise beeinflusst, wenn wir diesen loslassen, wohl aber uns selbst.

Vergeben wir jenen, die uns verletzt haben, sollten wir auch darum bitten, dass uns vergeben wird, für den Fall, dass wir die Person in irgendeiner Weise verletzt haben. Ein Konflikt hat gewöhnlich zwei Seiten. Sei demütig, und wenn die Vergebung in der richtigen Weise geschieht, fließt sehr viel Energie in und aus unserem Körper. Streit entzieht Energie und schadet unserem Wohlbefinden. Das Positive daran ist jedoch, dass wir dadurch wachsen und uns entwickeln.

Eine in den Heilvorgang eingebettete Vergebung besitzt aufgrund der starken Energie eine besondere Kraft. Ihr sollte das Durchtrennen der Energieverbindungen mit der betreffenden Person folgen.

ABFALLEIMER

Wenn man Energieabfall aus einer Person herauszieht, wohin soll man ihn dann werfen? Auf keinen Fall auf den Boden, da es dann wunde Füße gibt. Als ich dies hörte, glaubte ich es nicht und verstreute den unsichtbaren Abfall überall auf dem Boden. Aber nach einigen Wochen schmerzten tatsächlich meine Füße nach den Heilbehandlungen. Heute gehe ich sorgfältiger mit dem Abfall um, bündele und entsorge ihn.

Zu diesem Zweck stelle man einen mit Salzwasser gefüllten Behälter auf oder setze Feuer ein. Gibt es weder Wasser noch Feuer, stelle man sich eine violette Flamme vor und werfe den Unrat hinein, damit er sich in Liebe verwandelt.

In einigen Kulturkreisen legen die Energieheiler den Abfall in Eier und manche essen diese dann sogar. Abscheulich!

Kapitel 22

Kristalle zur Energieverstärkung

Bevor man Kristalle, wie Quarze, Turmaline oder Obsidiane, zu Heilzwecken einsetzt, sollten sie gründlich gereinigt und gesegnet werden. Dazu wäscht man sie mit Wasser und Seife und lässt sie anschließend mehrere Stunden in Salzwasser liegen.

Unterziehe den Kristall dann den zehn Schritten der heiligen Alchemie, bis seine Energie rein, sanft und stark ist. Man arbeitet an der Aura und dem physischen Körper des Kristalls, indem man die schmutzige Energie herausholt und reine Energie hineinlegt.

Verwendest du Kristalle an deinem Körper, achte darauf, dass du ihre energetische Wirkungsweise kennst. Nur weil er hübsch aussieht oder dir gefällt, bedeutet das nicht, dass er gut für dich ist. Du musst deine Energie scannen, ehe du den Kristall in die Hand nimmst, und danach nochmals. Erweitert sich dein Energiefeld, während du den Stein in der Hand hältst, eignet er sich für dich. Lässt er dein Energiefeld schrumpfen, was oft geschieht, gib den Stein weg. Er schwächt dich. Kristalle besitzen zu viel Kraft, um mit ihnen zu spielen. Lasse dich führen oder lerne, damit umzugehen.

Kristalle, die ich gerne bei der Arbeit verwende, sind:

BERGKRISTALL

Er verstärkt die Energie und ihre Wirkungsweise. Die Energie fließt in die Kristallspitze. Wenn du während der Behandlung einen Kristall hältst, wird er die Energie, die du verwendest, verstärken. Richte keinen Laserkristall auf empfindliche Körperstellen, wie Kopf, Herz, Milz oder den Bauch einer schwangeren Frau. Die starke Energie kann Schaden anrichten. Manchmal lege ich während der Behandlung mehrere Bergkristalle um die zu heilende Person, um die verfügbare Energiemenge zu erhöhen.

RAUCHQUARZ

Ich arbeite besonders gerne mit himmlischen Kristallen. Es sind drollige, skelettartige Rauchquarzkristalle, die die Energie verstärken und mildern. Sie stehen mit dem Engelreich in Verbindung und tragen Engel-Energie in den Heilvorgang. Ich umgebe den Patienten mit diesen Steinen, die eine verblüffende Wirkung zeigen. Sie scheinen die höher schwingende Energie in eine Matrix zu erden, was sich außerordentlich vorteilhaft auf die Heilung auswirkt.

OBSIDIAN

Schwarze Obsidian-Kugeln oder -Scheiben eigenen sich am besten, um körperlichen Schmerz und schmutzige Energie herauszuziehen. Ich habe keinen besseren Stein gefunden. Grüner Obsidian wirkt ähnlich gut. Obsidian ist eine Art vulkanisches Glas. Lasse den Patienten in jeder Hand eine schwarze oder grüne Kugel halten und sprechen:

„Ich befehle, dass aller Schmerz und alle schmutzige Energie jetzt aus meinem Körper in den Kristall fließen!"

Du wirst überrascht sein, was geschieht. Manchmal empfinden die Patienten die Kristalle als riesige Gewichtssteine, da sie so viel Energie aufgenommen haben. Manchmal werden sie ganz heiß. Selbst wenn der Klient nichts fühlt, wird der Kristall seine Arbeit verrichten. Patienten, die unter Schmerzen leiden, werden aufgefordert, den Stein an die schmerzhafte Stelle zu legen. Atme nach der Anrufung etwa zehn Minuten lang durch das Scheitel-Chakra ein und in den Obsidian aus, mit dem festen Willen, dass der Schmerz (bei dem es sich nur um Energie handelt) austritt. Achte darauf, den Kristall nach jeder Benutzung sorgfältig zu reinigen, indem du ihn in Salzwasser legst und die zehn Stufen der heiligen Alchemie durchführst.

SCHWARZER TURMALIN

Bei dem schwarzen Turmalin handelt es sich um einen anderen Stein, der sehr wirkungsvoll schmutzige Energie herauszieht.

Ein Architekt besuchte mich, um mir ein Angebot für den Bau eines Kristallstudios zu unterbreiten. Ich schlug ihm eine Heilbehandlung vor, damit er sich selbst ein Bild machen könne, um seinen Entwurf zu unterstützen. Er willigte sofort ein.

Ich wusste nicht, dass er unter einem angeborenen Herzfehler litt, was seine Lebenserwartung verkürzte. Aus irgendeinem Grunde legte ich einen schwarzen Turmalin auf sein Herz und verteilte viele andere Steine auf ihm. Ich führte ihn zurück, und er erlebte wunderbare Dinge aus anderen Leben als Kirchenarchitekt. Schließlich entfernte ich die Steine von seinem Körper, damit er sich aufsetzen konnte. Als ich den schwarzen Turmalin auf seinem Herzen berührte, erschrak ich. Der Stein hatte sich fast zur Hälfte in Pulver verwandelt, und als ich ihn berührte, zerkrümelte er.

Der Turmalin gehört nicht zu den Steinen, die leicht zerbrechen, jedenfalls nicht ohne ihn mit einem schweren Hammer zu zertrümmern. Der Stein hatte die Energie des geschädigten Herzens absorbiert, und die Anstrengung zerstörte den Ätherkörper des Kristalls, was seinen physischen Körper in Staub verwandelte. Ohne es selbst gesehen zu haben, hätte ich es nicht geglaubt. Der Architekt traute seinen Augen nicht, als ich es ihm zeigte. Auch er wusste, dass der Turmalin normalerweise nicht zerbröselt.

ROSENQUARZ

Fällt es einem Klienten schwer, sich während der Behandlung zu entspannen, lasse ihn Rosenquarz halten, damit sich das Herz-Chakra ausdehnt. Er wird ruhig werden und sich geborgen fühlen. Dieser Stein eignet sich besonders gut für Kinder.

DIE KRAFT DER HEILIGEN ALCHEMIE

Zu Beginn meiner Heiltätigkeit nahm ich als ortsansässige Heilerin an einem Workshop teil. Mitten in der Nacht wurde eine Frau, die auf dem wunderschönen Gelände des abseits gelegenen Versammlungsortes zeltete, von etwas gebissen, so dass sie einen anaphylaktischen Schock erlitt. Sie bekam Nesselfieber, ihr Körper schwoll an und sie litt unter Atemnot. Ohne Hilfe wäre sie gestorben. Als wir sie fanden, hatte sie bereits das Bewusstsein verloren und atmete nicht mehr. Ich begann sofort, sie zu reinigen und energetisch Adrenalin und Steroide in ihren Blutkreislauf zu „injizieren", woraufhin ihr Bewusstsein zurückkehrte und sie wieder zu atmen begann. Ich reinigte und injizierte, bis eine Stunde später der Krankenwagen kam. Sie blieb bei Bewusstsein. Verschiedene andere Heiler kamen, um zu helfen.

Inzwischen war es drei Uhr Morgens geworden, und wir waren ziemlich müde. Dankbar übergaben wir sie der Obhut der Ambulanz und gingen zu Bett. Ich konnte nicht schlafen. Ich hatte das Gefühl, ich hätte mitgehen sollen. Meine Vernunft sagte mir, nicht albern zu sein, da die Frau medizinisch versorgt war. Am nächsten Tag erfuhren wir, dass sie kurz nachdem sie unseren Lichtkreis verlassen hatte, klinisch tot war und auf dem Weg ins Krankenhaus dreimal und danach noch zweimal wiederbelebt werden musste. Sie überlebte, aber es war eine schreckliche Lektion, mit fast tödlichem Ausgang, wie wichtig es ist, der inneren Stimme zu folgen. Die Begebenheit zeigte auch, wie kraftvoll die Energiearbeit sein kann.

Selbst wenn dich deine regelmäßigen Heilbemühungen nirgendwo hinzuführen scheinen, achte darauf, was geschieht, wenn du aufhörst. Der Zustand der Person wird sich oft verschlechtern. Der regelmäßige Heilvorgang wird den Verfall weitgehend aufhalten, sogar die Alterung. Es erwarten uns alle Arten von Wunder, wenn wir uns für unser geistiges Potenzial und die innewohnende Kraft öffnen, uns selbst und unsere Welt zu heilen.

DER ERWACHTE GEIST

Obwohl es sich bisweilen kompliziert gestaltet und wir von Zeit zu Zeit abgelenkt und entmutigt werden, bedeuten Selbsterkenntnis und Bewusstseinserweiterung unsere Lebensreise. Es gibt nichts, das größere Zufriedenheit schenkt, als die Leichtigkeit des Geistes zu erleben.

Den Ätherkörper zu begreifen, ist erst der Beginn geistigen Wachstums und Wohlbefindens. Ich hoffe, du wirst die wunderbare Welt voller Liebe, Freude, Harmonie und Frieden selbst entdecken.

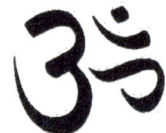

Möge Segen auf dir ruhen
und dir alles Gute zuteil werden.
So sei es.

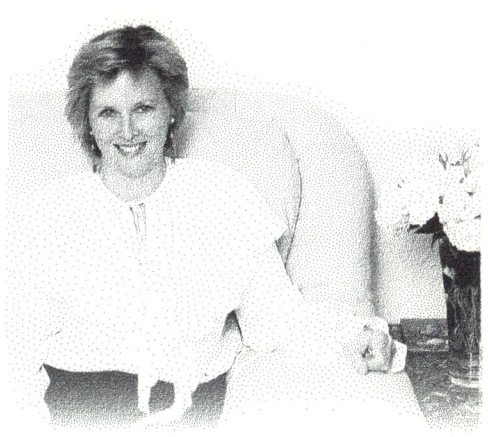

Die Autorin

Kim Fraser wuchs in einer ländlichen Gegend Australiens auf und studierte Jura und Wirtschaftswissenschaft. Sechzehn Jahre arbeitete sie erfolgreich als Rechtsanwältin und betätigt sich heute als spirituelle Lehrerin von großem Ansehen. In Indien, auf Bali und auf den Philippinen arbeitete sie mit spirituellen Lehrern und erlernte verschiedene Meditationsformen und Methoden der Persönlichkeitsentfaltung. Sie praktiziert Arhata-Yoga, die heilige Alchemie und Pranaheilung. Außerdem befasst sie sich mit dem Bewusstsein, den Heileigenschaften von Steinen sowie den Bereichen Telepathie, Energiestruktur, Beratung, Hellsehen, Astrologie, Tarot und Reiki.

Angeregt durch ihre spirituelle Lehr- und Heiltätigkeit entwickelte Kim unerwartet die Fähigkeit des Hellesehens, Hellhörens und Hellfühlens sowie ein stärkeres Selbstempfinden. Sie gewann tiefen inneren Frieden. Heute leitet sie das Harmony Centre im australischen Busch, in der Nähe von Sydney, in dem sie Workshops durchführt und andere Menschen auf ihrer spirituellen Reise begleitet.

Dieses Zentrum ist ein Ort für diejenigen, die ihren Geist entfachen und ihre Liebe, Spiritualität und ihre Selbst-Bewusstheit vertiefen möchten. Öffne dich für die Großartigkeit deines Potenzials an einem Ort, an dem die Natur ihr Bestes gibt. Känguruhs schauen fast jeden Abend herein. Es gibt viele einheimische Baumarten und Blumen und ein buntes Vogeltreiben. Wir hoffen, du wirst diesen wunderbaren Hafen aufsuchen und die Energie der Liebe in dich aufnehmen, die hier verwurzelt ist.

„Liebe alle. Diene allen.“

267